肺の音の不思議

歴史と科学から紐解く肺聴診

著　工藤翔二

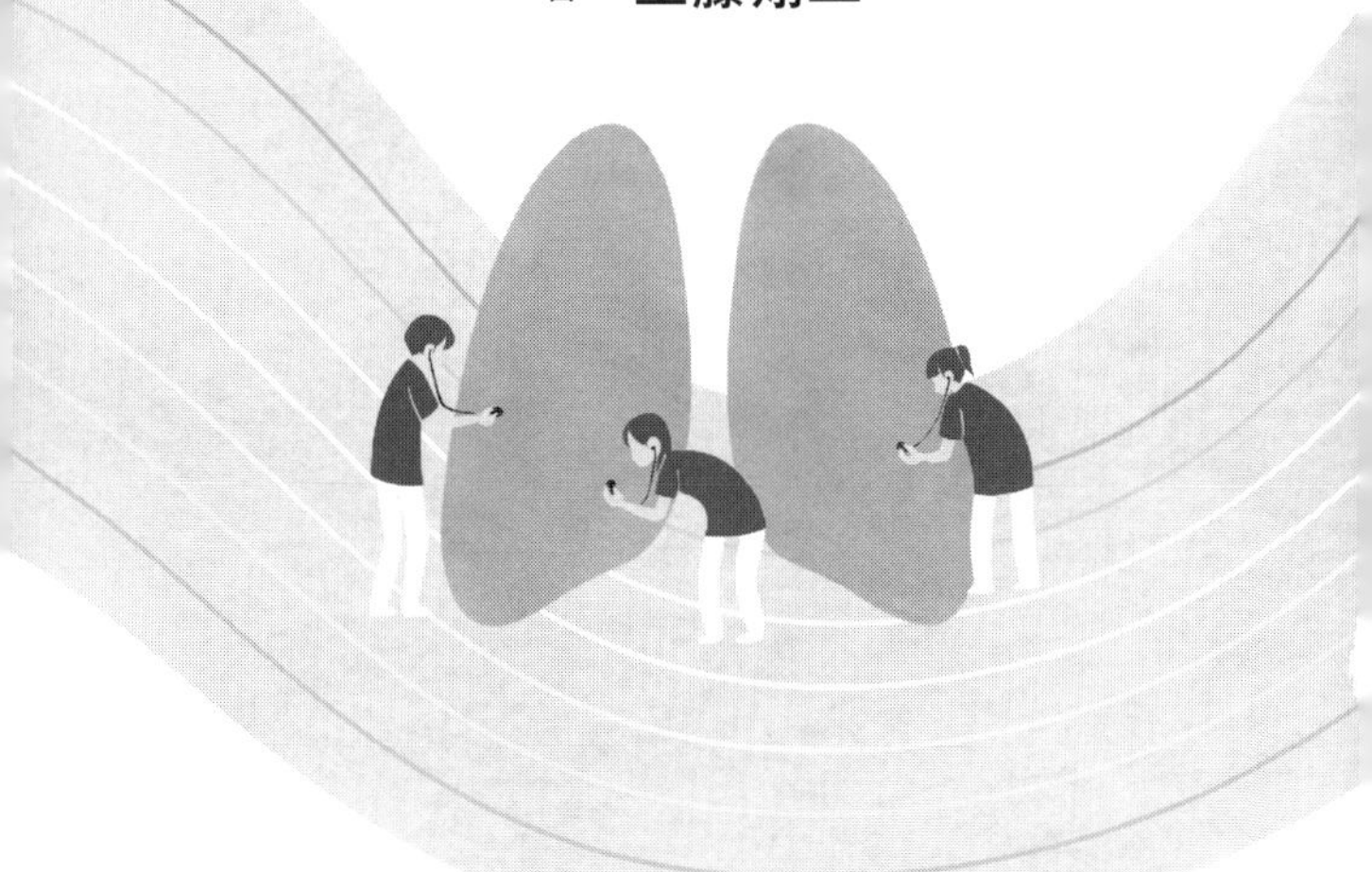

南江堂

はじめに

医学は日進月歩。医療者がその進歩を学ばなければ、知識は古くなっていきます。「医学の半減期は？」という表現は適切ではないかもしれません。しかし、医療者が医療者であり続けるには、生涯にわたって学びを求められるということは間違いありません。医療技術は、積み重ねていく知識としての医学よりも変化がもっと顕著です。かつて使われていた技術が、現在ではまったく使われないことはしばしばあります。そのなかで、発明以来200年以上も使われ続けている医療技術があります。それは聴診器です。なぜ、聴診器という一つの医療技術が、200年の時を超えて使われているのか、その不思議を、本書を読みながら一緒に考えていただければ幸いです。

この200年間、聴診器にも危機がありました。それは、19世紀の終わりにX線が発見されて、当時の主な胸部疾患であった結核の診断に圧倒的に役立つようになったことです。以下は、1936年に第32回米国結核学会会長を務めたジェームズ・ワーリング博士[1]の『聴診の試練』と題した会長演説[2]の一節です。

「幾千もの観察者によって蓄積された数世紀にわたる臨床の経験は、『明と影』という実在しない世界を通してX線の鬼火（原文はwill-o'-the-wisp）を追い求めている間に、忘れ去られるのだろうか？　答えは、否である。理学的診断の歴史は、優れたものは決して失われることがないことを教えている。聴診は打診の価値を高めた。レントゲンは両方の価値を高める。聴診器を愛する人たち（原文はstethoscopist）よ、『聴いて、みて、そして再び聴こう』をスローガンとしよう」。

そのようなワーリング博士の心配をよそに、それから80年以上を経た今日、聴診器は臨床の場で幅広く使われています。

もう一つ、最近のレイモンド・マーフィー博士（後述）の論文のまとめを紹介しておきます。国際肺音学会を設立し、近年の肺音研究の中核を担った博士は、コンピュータ技術が発展しているなかで、聴診器の重要性についてこのように述べています。「予言に反して、聴診器は近い将来、博物館の陳列棚に追いやられそうにはない。それどころか、コンピュータ技術は、聴診器をさらに有用な臨床の道具にしようとしている[3]」と。

本書の縦軸は歴史です。聴診学、とくに肺聴診がどのような変遷を遂げて今日にいたっているかを時の流れで見つめてみたいと思います。

本書には、もう一つの軸があります。横軸となるのは聴診の科学です。２００年もの長い間続く古い技術に、近代科学の光を当てて輝かせたい。そうした視点で見ると、聴診には驚くほど多彩な科学が織りこまれています。本書では肺聴診に焦点を絞っていますので、医学としては呼吸生理学です。そして流体力学や弾性波動理論、さらに音響科

（1） James J. Waring（1883–1962）は、コロラド大学医学部の最初の常勤医学教授。１９３３年から１９４８年まで医学部長。結核研究のためのコロラド財団で活躍した。

（2） Waring J J: The address of the president, The vicissitudes of auscultation, delivered at the 32nd annual meeting of the National Tuberculosis Association, New Orleans, Louisiana, April 22, 1936

（3） Raymond LH Murphy Jr., Special Article: In Defense of the stethoscope, Respir Care, 53: 355–369, 2008

学と音響工学。どの分野も筆者の及ばない奥深い学問ですが、肺聴診の科学には、それぞれの分野の基礎が詰まっています。

本書は、聴診の「ノウハウ」本でも「ハウツー」本でもありません。聴診器を使う医療に携わる人たちに、その奥深さを知っていただくことが第一の目的です。聴診器は医療者でなくても知っています。もう一つは、医学と科学に興味をもつ一般の方々にも読んでいただくことが目的です。高校生や大学生でも読みやすい内容になっているはずです。本書は、机の前で知識を覚える教科書でもありません。通勤電車のなかでも読める読み物として、聴診の歴史と科学の面白さを感じ取っていただければ幸いです。

2024年3月　工藤翔二

目次

第1章　歴史探訪　身体のなかを知りたい

昔から、身体のなかを知りたいというのは、医師にとっての願いでした。

顔色が悪いよ。どうしたの？

外見から身体のなかで起こっていることを知る方法を、医師の言葉では「視診」といって、れっきとした診断法の一つです。「顔色が悪いですね」、目の結膜の色を見て「少し貧血がありますね」、眼球の色を見て「黄疸があるかもしれません」。そういった具合です。

ずいぶん昔の話ですが、お腹を触ってしこりがあることで、胃がんを見つけました。これは「触診」という技術です。手首で脈拍を測ることは、最も基本的な触診でしょう。痛みの部分を触ると熱く感じる、これは炎症がある証拠です。でも、「最近のお医者さんはあまり身体を触ってくれない…」といわれます。困ったことですね。

西瓜の熟れ具合を知るために、ポンポンと叩いてみたことがあるでしょう。身体を叩いてその反響からなかの具合を知る、これは「打診」という診断法です。胸部の打診でも西瓜の場合と同じです。叩いた内部が硬いと鈍い音（「濁音」といいます）が、肺のように空気が入っていると少し響きのいい音（「清音」といいます）が聴こえます。これによって心臓と肺の境界や横隔膜の位置などが判ります。濁音を呈する胸水の貯留や、ポンポンと響きがとてもいい音（「鼓音」）がする気胸なども、打診によって知ることができるのです。

◆叩いて知る──打診法を発明したアウエンブルガー（オーストリア）と打診法を広めたコルビサール（フランス）

打診法はオーストリアの医師、ジョセフ・レオポルド・アウエンブルガー(4)（図1）が、1761年に発明したとされています。ウイーン大学の医学博物館には、アウエンブル

(4) Joseph Auenburgger, 1722–1809

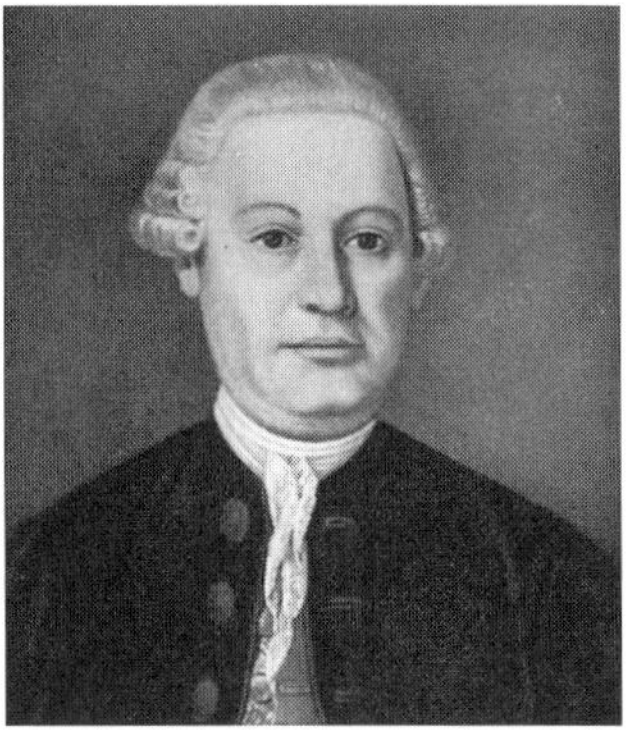

図１：アウエンブルガー（1722–1809）

ガーの肖像画とともに、彼の著作「人体胸部叩打による内部潜在疾患検出のための新発見」[5]という冊子（図２）が展示されています。アウエンブルガーは、実家の宿屋で父親がワイン樽の残りを、樽を叩いて確認している様子を見て、打診法のヒントを得たといわれています。

余談ですが、その頃のウイーン大学の医学部長は、オランダのライデン大学から招かれたファン・スイーテン[6]という医師でした。招いたのは、ほかでもないオーストリアの「女帝」として知られるマリア・テレジアでした。彼女は、フランス革命で断頭台の露と消えたルイ16世の王妃、マリー・アントワネットの母でもあります。

しかし、アウエンブルガーの発明した打診法はあまり世に知られませんでした。打診法をアウエンブルガーの名前とともに世に広めたのは、フランスのジャン・コルビサール[7]（図3）です。コルビサールの専門は循環器ですが、ナポレオン一世の主治医として信頼を得ていました。アウエンブルガーの打診法は、右手（右利きの場合）の中指で直接胸壁を叩くもの（図4）でしたが、彼の方法は胸壁上に左の中指を置いて、その上を叩くもの（図5）でした。それによって打診がより確実にできるようになりました。この方法は、現在の医師達も使う方法です。コルビサールはこの改良した打診

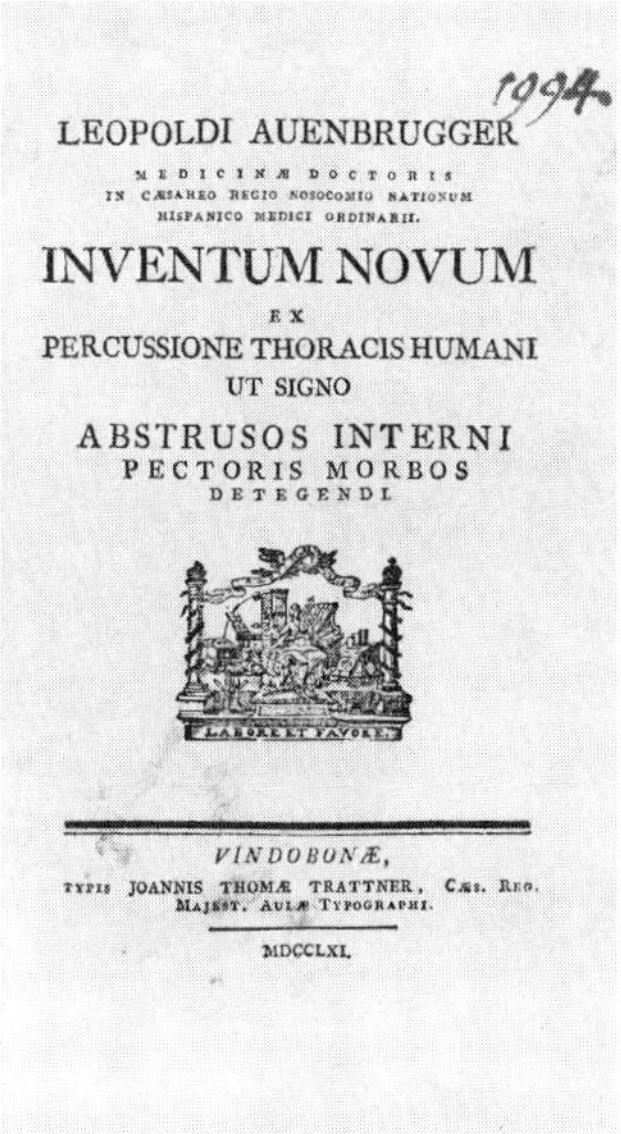
1994

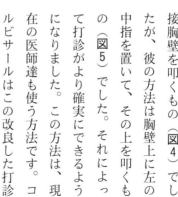

LEOPOLDI AUENBRUGGER
MEDICINÆ DOCTORIS
IN CÆSAREO REGIO NOSOCOMIO NATIONUM
HISPANICO MEDICI ORDINARII.

INVENTUM NOVUM
EX
PERCUSSIONE THORACIS HUMANI
UT SIGNO
ABSTRUSOS INTERNI
PECTORIS MORBOS
DETEGENDI.

VINDOBONÆ,
TYPIS JOANNIS THOMÆ TRATTNER, CÆS. REG.
MAJEST. AULÆ TYPOGRAPHI.

MDCCLXI.

図2：アウエンブルガーの打診法
（ウィーン医学博物館所蔵）

（5）Inventum Novum ex Percussione Thoracis Humani Interni Pectoris Morbos i
（6）Gerard van Swieten, 1700–1772
（7）Jean-Nicolas Corvisart-Desmarets, 1755–1821

法を発表するにあたり、原法はアウエンブルガーに拠ることを明らかにし、打診法発明の手柄を全部自分のものにはしませんでした。こうしたことから、彼は高潔な人格者だといわれるようになりました。もう一つ、忘れてはならないことは、コルビサールが後述するラエンネックの先生でもあったことです。

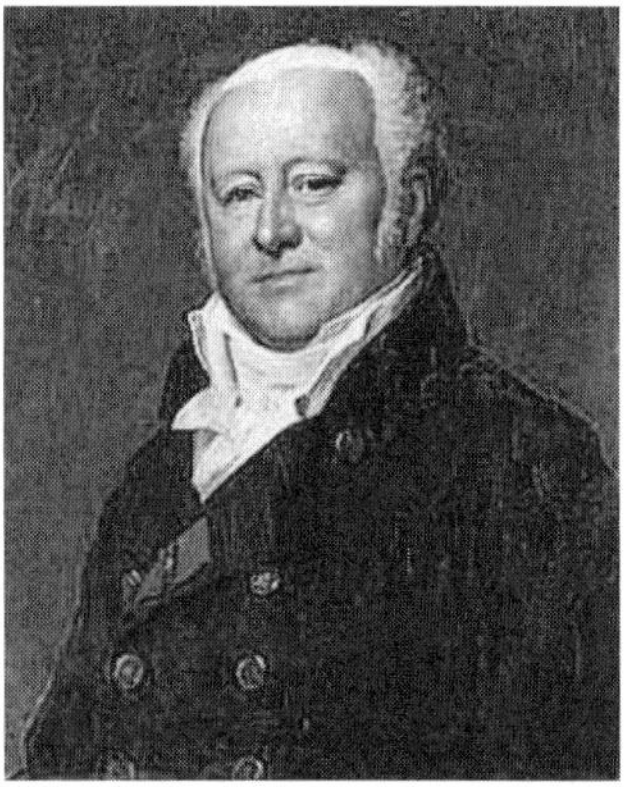

図 3：コルビサール（1755–1821）

painting by François Gérard（Museum: Museum of the History of France）

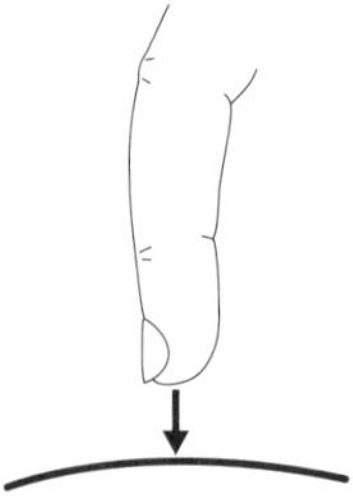

図 4：アウエンブルガーの打診法

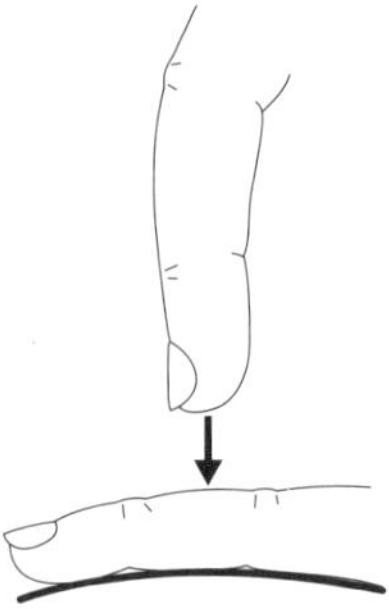

図 5：コルビサールの打診法

◆胸の音を聴く──聴診器を発明したラエンネック（フランス）

フランス革命を経て、フランスがナポレオン一世の時代になると、また新しい診断技術が登場します。誰もが知っている聴診器です。

聴診器のない時代、医師は患者さんの胸にハンカチを当てて、その上から耳を当て胸の音を聴いていました（図6）。これを「直接聴診法」といいます。聴いていたのは心臓の音と、肺の音でしょう。

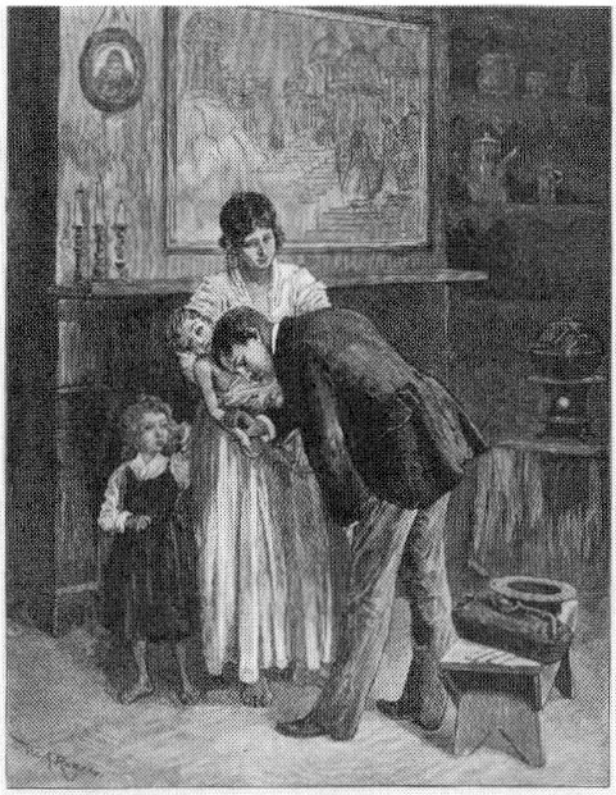

図6：子供の胸に耳をつける医師（直接聴診法）

Drawing By W.A. Rogers
From The Front Page Of 'Harper'S Weekly,'
10 August 1889.

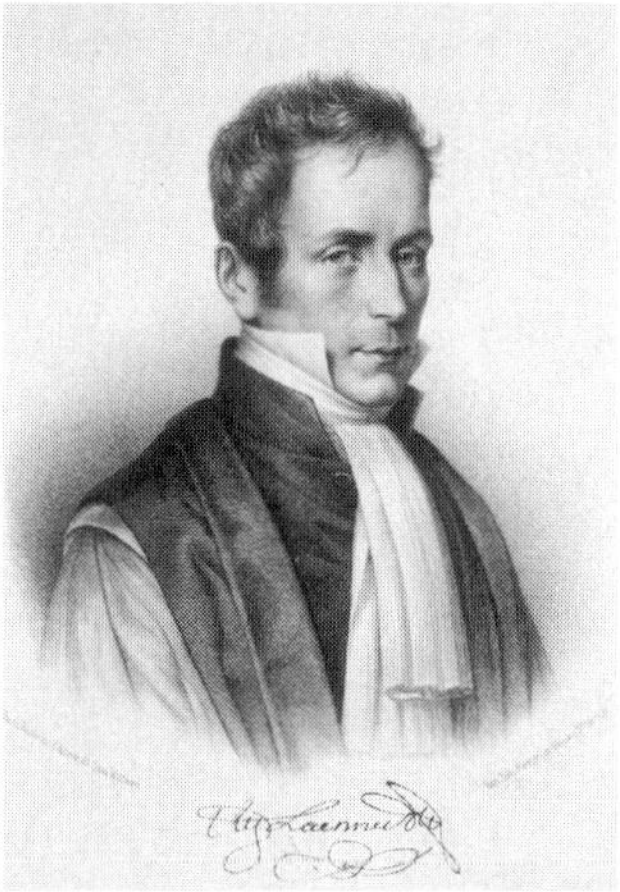

図7：ラエンネック（1781–1826）

今でも、水難や交通事故のような救急の場に居合わせたとき、聴診器を持ち合わせない医師は、この「直接聴診法」を躊躇すべきではありません。しかし、普段の診察では、太った人では聴こえにくく、ましてご婦人の胸にハンカチを挟むとはいえ直接耳を当てるなど、医師もあまりしたくないものです。

聴診器は、１８１６年、コルビサールの弟子であったフランスのルネ・ラエンネック[8]（図7）が発明しました。彼の聴診器は、現在目にする聴診器とはまるで違っています。木の中をくりぬいた木製の筒でした（図8・図9）。筒の片方の端を患者の胸に当てて、反対側の端で音を聴くものです（図10）。現在、長崎大学に残されているラエンネックの聴診器は、真ん中で二つに分かれており、使うときにつないで１本にするものです。

1本のままでは長すぎて、持ち運びに不便だったのかもしれません。それとも穴をくりぬく技術的な理由だったのかもしれません。とにかく、こうして患者の胸に直接耳を当てなくても、音を聴くことができるようになりました。ラエンネックは自ら発明した聴診器を筒（cylinder）と呼び、正式にはステトスコープ（stethoscope）と名付けました。

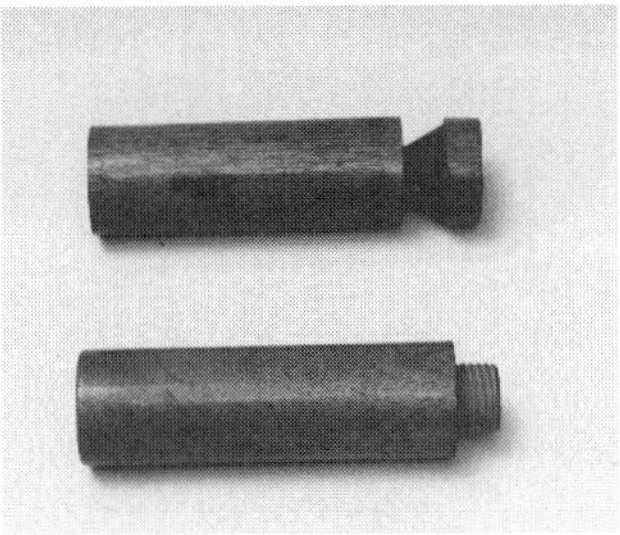

図８：ラエンネックの聴診器（外観）

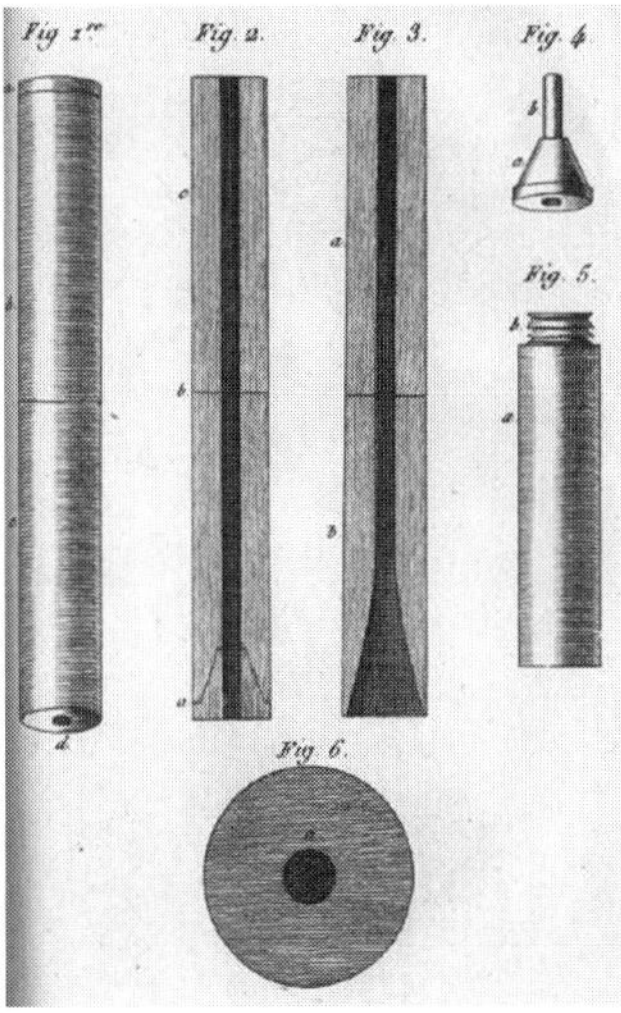

図９：ラエンネックの聴診器（断面図）

『間接聴診法』（初版，1819年）より

（8） René-Théophile-Hyacinthe Laennec 1781–1826

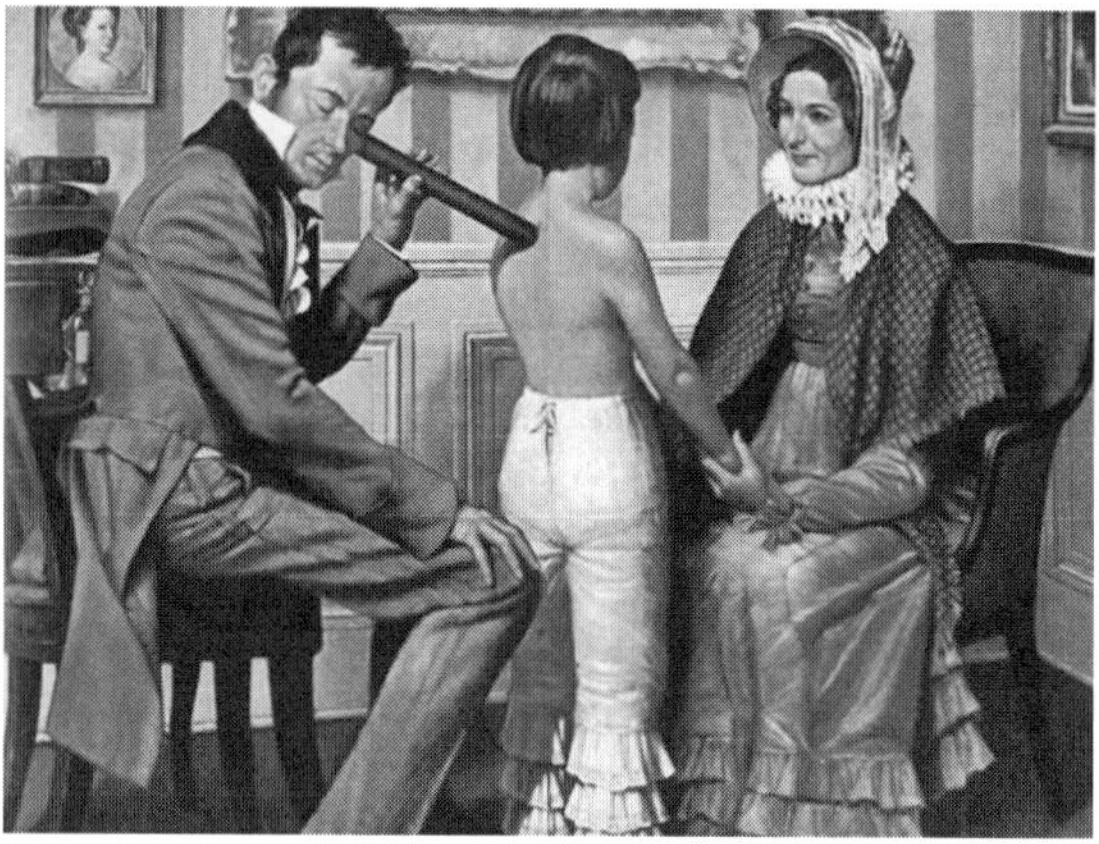

図 10：聴診器を使うラエンネック

the History of Medicine presented by the Parke Davis & Company.
paintings by Robert A.Thom

この呼び名は、聴診器の英語名として今でも使われています。

ラエンネックは公園で遊ぶ子供たちが、シーソーの端を叩いて伝わる音を反対側にいる子どもが耳を当てて聴いているのを見て、聴診器のヒントを得たといわれますが、諸説があって真偽のほどはわかりません。

アメリカの医学博物館には、ラエンネックが患者の背中に耳を当てて聴いている興味深い絵が残されています（図11）。よく見るとラエンネックの左手には、聴診器が握られています。この絵は、

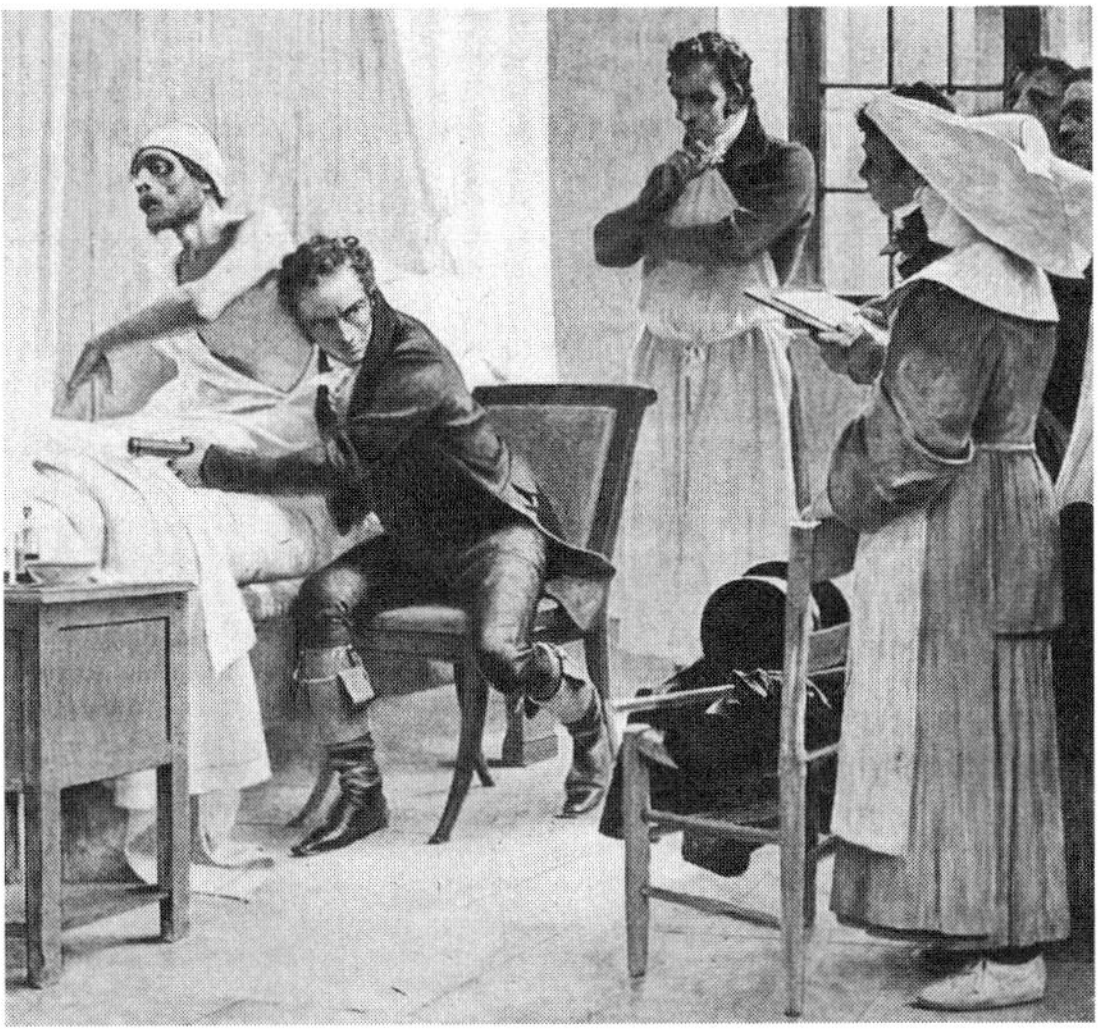

図11：聴診器を持ちながら直接聴診するラエンネック

Painting by Théobald Chartran

「直接聴診法」と比べながら聴診器の使い方を学生に教えている光景とされています。よく、「当時ヨーロッパで多かった結核の感染を恐れて、聴診器が作られたのだ」という人がいますが、それは違います。結核が感染症だという認識は、1800年代の後半になってからです(9)。

実は、聴診器が普及して一般に使われるようになったのは19世紀の中頃といわれています。守旧派の大御所たちが「直接聴診法」を唱え続けたためです。

そして、片方の耳で聴く木管のラエンネックの聴診器がゴムの管を使って両耳で聴く、現在の方法になったのはもっと後、１８８０年頃のことです。チェストピースと呼ぶ胸に当てる部分と、耳に差し込むイヤーピースと呼ぶ部分が**図12**のように象牙でできた聴診器を、昔の医師たちはよく使っていました。象牙の聴診器、それは医師たちのステータスでもあったのでしょう。

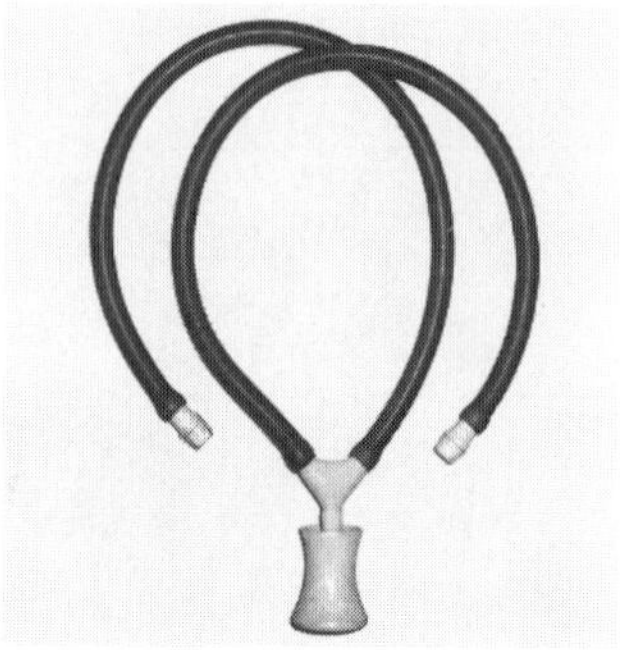
図 12：象牙を使った昔の聴診器

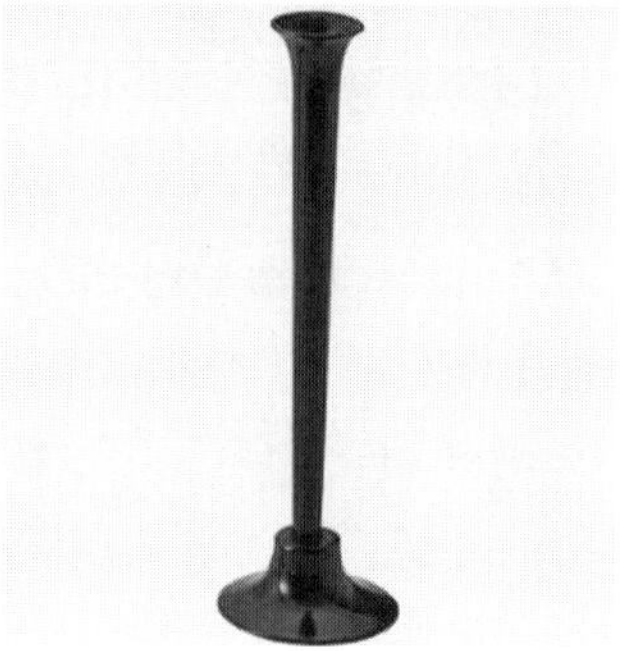
図 13：トラウベ聴診器

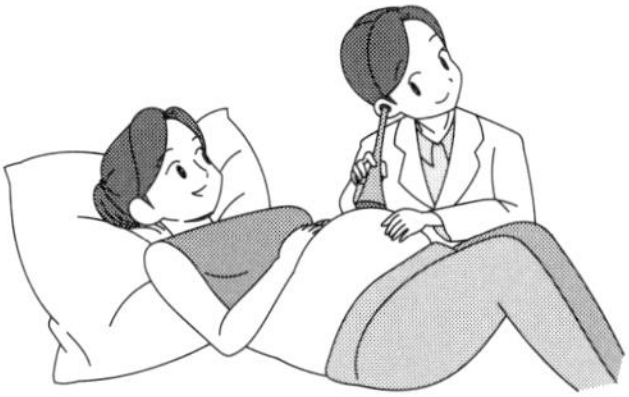

図14：トラウベ聴診器で胎児心音の聴診

ラエンネックの聴診器と同じように片耳だけで聴く聴診器は、実は近年まで存在していました。妊婦のお腹に当てて胎児の心音を聴くトラウベの聴診器と呼ばれるものです（図13・図14）。図13では立てて倒れないように広い側を下にしていますが、実はこちらが耳を当てる側です。１９６０年代に超音波が発達すると、トラウベの聴診器は次第に産科の現場からも姿を消していきました。

（9）１８６０年代以降、結核は感染する疾患と認識されるようになり、１８８２年にローベルト・コッホによって結核菌が発見されました。現在では、空気感染（正確には飛沫核感染といいます）する2類感染症に位置付けられています。

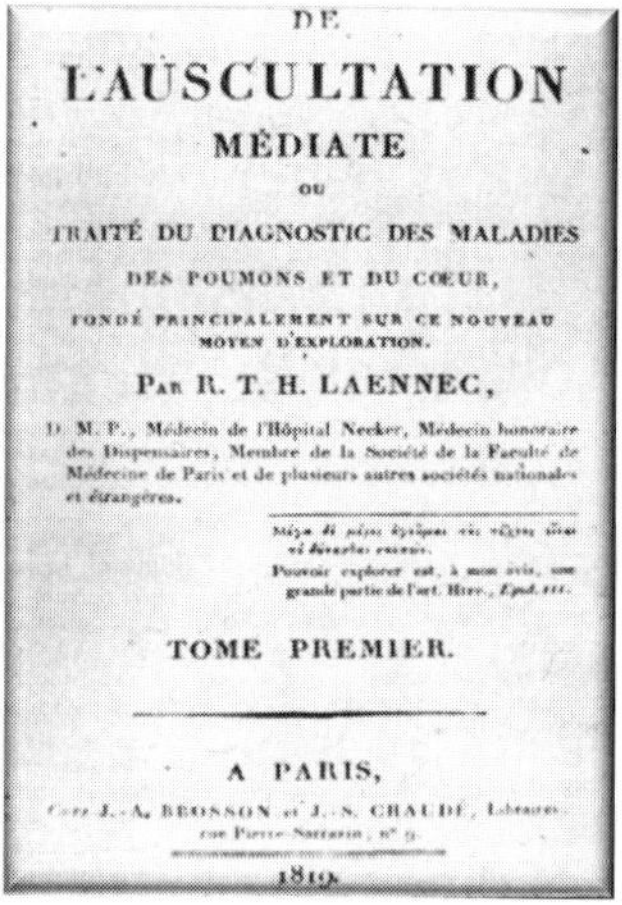
DE
L'AUSCULTATION
MÉDIATE
OU
TRAITÉ DU DIAGNOSTIC DES MALADIES
DES POUMONS ET DU CŒUR,
FONDÉ PRINCIPALEMENT SUR CE NOUVEAU
MOYEN D'EXPLORATION.
PAR R. T. H. LAENNEC,
D. M. P., Médecin de l'Hôpital Necker, Médecin honoraire des Dispensaires, Membre de la Société de la Faculté de Médecine de Paris et de plusieurs autres sociétés nationales et étrangères.

Pouvoir explorer est, à mon avis, une grande partie de l'art. HIPP., *Epid.* III.

TOME PREMIER.

A PARIS,
Chez J.-A. BROSSON et J.-S. CHAUDÉ, Libraires, rue Pierre-Sarrazin, n° 9.
1819.

図15：ラエンネックの『間接聴診法』
（初版，1819年）

◆ラエンネックの『間接聴診法』

ラエンネックは聴診器を発明しただけではありませんでした。発明からわずか3年後の1819年、自ら発明した聴診器を使って、患者の胸の音を聴いて病気の時に聴かれる音を記録して有名な論文を発表しました。その論文には、「直接聴診法」に対して『間接聴診法』(10)という題名がつけられました（**図15**）。

肺の聴診で聴かれる音の中でも、正常な人では聴かれない代表的な4種類の音（ラ音）を記載しました（**表1**）。これが現在も使われている4つのラ音なのです。ここで、「ラ音」という聞きなれない言葉を使いましたが、後に詳しく述べることにします。

ラエンネックは、臨床医として患者を診るだけでなく、亡くなった患者を解剖して調

表1：ラエンネックの4つの「ラ音」

1. le râle humide ou *crepitation*
2. le râle muqueux ou *gargouillement*
3. le râle sec sonore ou *ronflement*
4. le râle sibilant sec ou *sifflement*

べる病理医でもありました。「腹膜炎」「肝硬変」「黒色腫」（皮膚の悪性腫瘍）の病名もラエンネックによるものとされています。

◆聴診器と『間接聴診法』の世界と日本への伝搬

ラエンネックの聴診器と『間接聴診法』は、フランスからどのように世界に広がっていったのでしょうか（図16）。

『間接聴診法』は何度か改訂されていますが、1819年の初版から1826年の第2版までの間にラエンネックが働くパリのネッカー病院に、教えを請いに訪れた医師の数は300人を超えていたと伝えられています。

（10）De l'Auscultation M'ediate

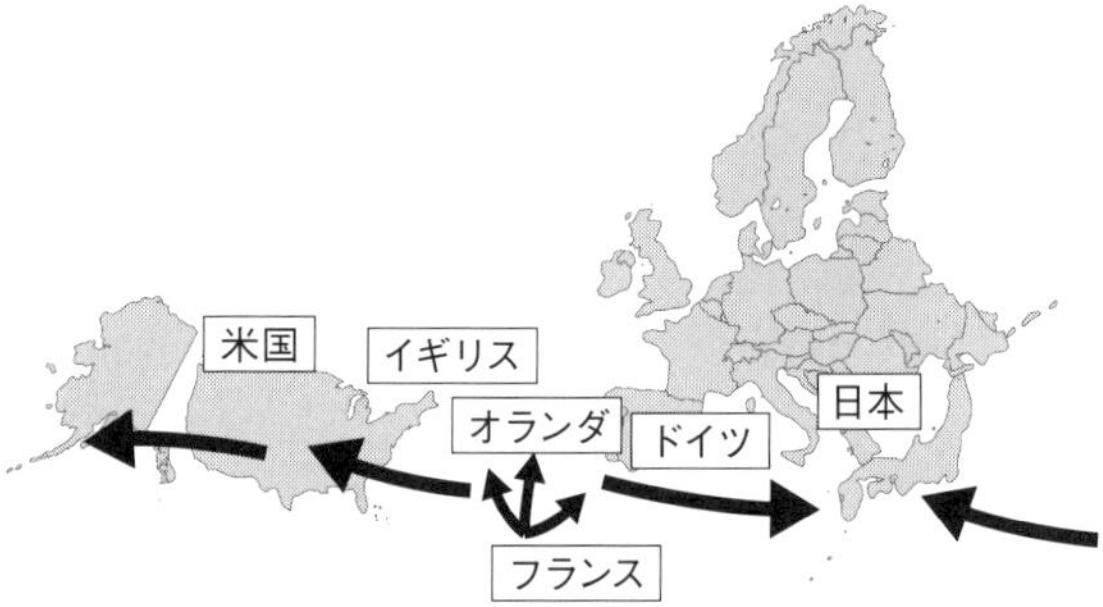

図 16：聴診学の世界への伝搬

フランス語で書かれた『間接聴診法』は、わずか数年の間に英語、ドイツ語、スペイン語に翻訳され、デンマークやノルウェーなど、全ヨーロッパに伝えられました。米国の有名な医学雑誌ニュー・イングランド・ジャーナル・オブ・メディシンに紹介されたのは1821年のことです。

『間接聴診法』を、1821年いち早く英語に翻訳してイギリスに伝えたのは、ジョン・フォーブス[11]という人物です（図17）。

彼の功績、英語圏の医師たちに与えた影響はとても大きなものでした。

ラエンネックは、聴診器で聴かれる正常な音（呼吸音、後述）以外のものをエトランジェ[12]と総称して、その中で

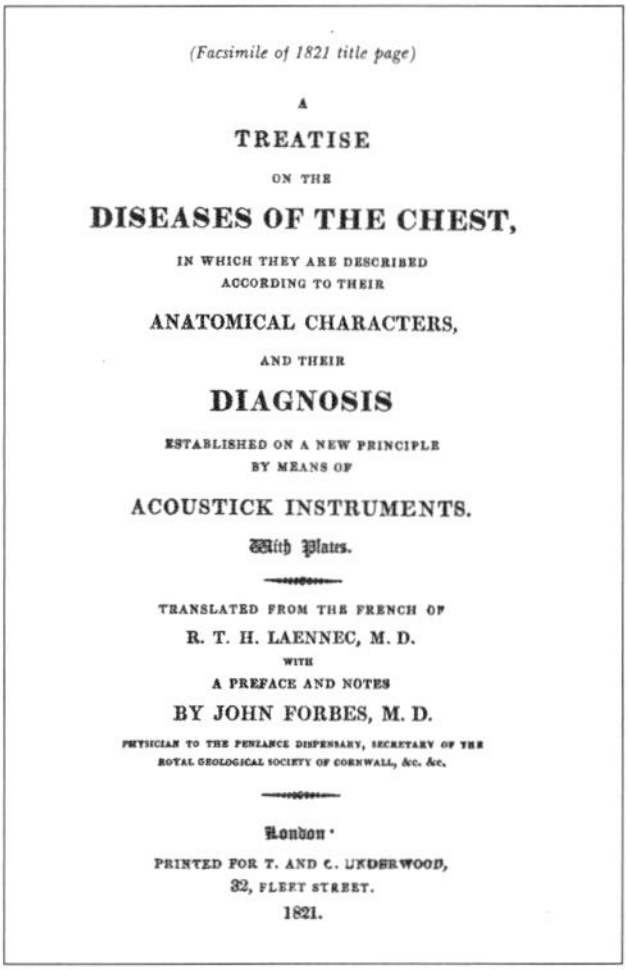
(Facsimile of 1821 title page)

A
TREATISE
ON THE
DISEASES OF THE CHEST,
IN WHICH THEY ARE DESCRIBED
ACCORDING TO THEIR
ANATOMICAL CHARACTERS,
AND THEIR
DIAGNOSIS
ESTABLISHED ON A NEW PRINCIPLE
BY MEANS OF
ACOUSTICK INSTRUMENTS.
With Plates.

TRANSLATED FROM THE FRENCH OF
R. T. H. LAENNEC, M. D.
WITH
A PREFACE AND NOTES
BY JOHN FORBES, M. D.
PHYSICIAN TO THE PENZANCE DISPENSARY, SECRETARY OF THE
ROYAL GEOLOGICAL SOCIETY OF CORNWALL, &c. &c.

London:
PRINTED FOR T. AND G. UNDERWOOD,
32, FLEET STREET.
1821.

図17：フォーブスによる英訳本（1821年）

肺や気管支から発する音をすべてラール[13]と表現しました。しかし、ベッドサイドでは〝ラール〟という言葉が、死ぬ直前ののどがゴロゴロなる音を想像させることから、あえてラテン語のロンカイという言葉を同義語として使いました。

しかし、フォーブスはラエンネックのラールを二種類に区分し、連続的な音をロンカイ[14]、断続的な音をラール[15]としました。

（11）John Forbes 1787–1861、本書は近年復刻された
（12）étranger
（13）râle
（14）rhonci（rhoncus の複数形）
（15）rales

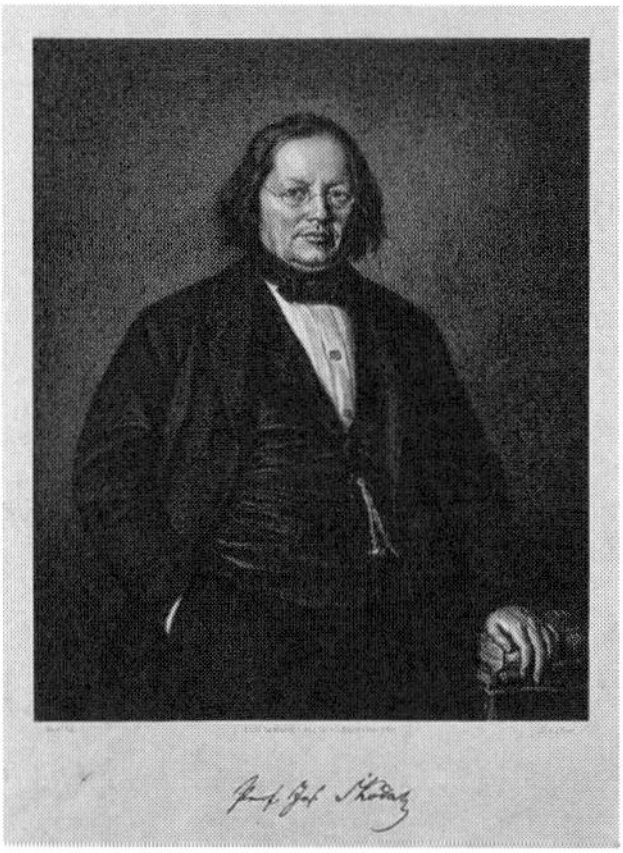

図 18：スコーダ（1805–1881）

Lithograph by G. Gaul.

この区分と呼び名は、フォーブス以後１９７０年代に肺音用語の見直しが始まるまで、１５０年にわたって欧米の教科書に記載されることになりました。名称はともあれ、フォーブスの功績は現在に通じる、ラ音を連続的なものと、断続的なものに区分したことでしょう。なお欧米では、総称はアドベンティシャス・ラングサウンズ[16]といわれます。

ところで日本にはどこから伝わったのでしょうか。幕末にオランダ医師が持ち込んだ木製のラエンネック聴診器が、現在も長崎大学に保存されています。

しかし、本格的に日本に聴診学が伝わったのは、明治時代のことです。ドイツ人医師や多くの留学生、そしてドイツ語の教科書を通じて、ドイツからもたらされました。

ドイツでは、早くにドイツ語版の『間接聴診法』が出版され普及していましたが、加えて大きな影響を与えたのは、オーストリアのジョセフ・スコーダ[17]といわれています（図18）。ウィーン大学の教授であったスコーダは打聴診音による診察法の改革・普及者として知られ、「打診音は胸壁の下にある物体の特性による」という物理学に基づいた考えを記述しました。それまでラテン語であったオーストリアの大学医学部の講義を、初めてドイツ語で行い、ドイツ語の教科書[18]を残しています（図19）。

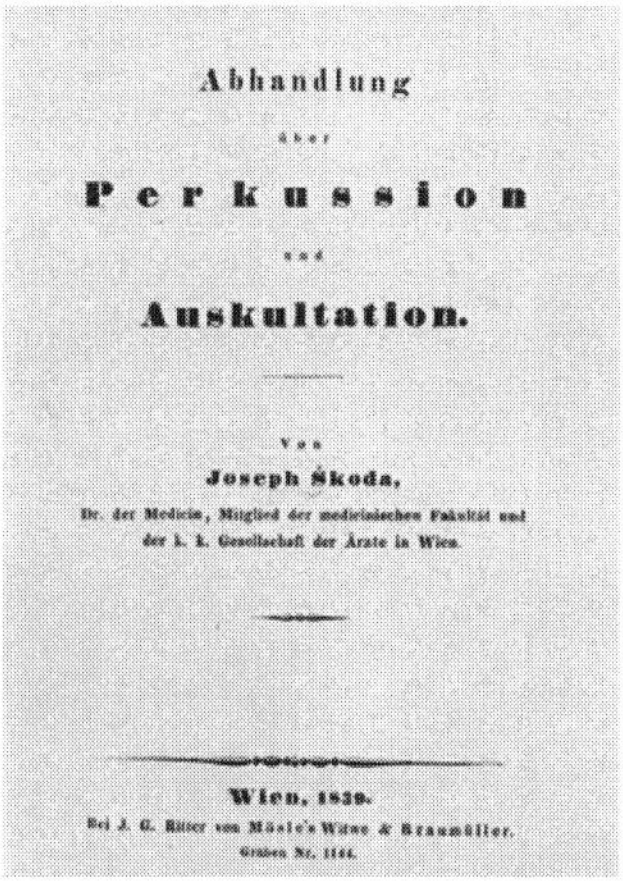

Abhandlung
über
Perkussion
und
Auskultation.

Von
Joseph Škoda,
Dr. der Medicin, Mitglied der medicinischen Fakultät und
der k. k. Gesellschaft der Ärzte in Wien.

Wien, 1839.
Bei J. G. Ritter von Mösle's Witwe & Braumüller.
Graben Nr. 1144.

図 19：スコーダのドイツ語の聴診学（1839 年）

（16）adventitious lung sounds
（17）Joseph Skoda 1805–1881
（18）Abhandlung über Perkussion und Auskultation, 1839

◆日本の聴診学の原点─ドイツ医学における「ラ音」の表現

古いドイツの教科書では、ラエンネックがエトランジェとし、欧米ではアドベンティシャス・ラングサウンズと呼んだ総称を、ネーベン・ゲロイシュ[19]と呼んでいます。日本語にすると「副雑音」です。興味深いのは、ラエンネックも、欧米でも、ドイツでも決して〝異常音〟とはしていないことです。健常な人でも聴かれる呼吸の音（呼吸音）に付加された音ということです。ドイツではネーベン・ゲロイシュのなかでも肺や気管支に由来する音を、ラッセル・ゲロイシュ[20]、あるいはラッセルン[21]と呼びました。日本語にすると「ラッセル音」です。それがいつの間にか、短縮されて「ラ音」となりました。語源はともかく、これはラエンネックが４種類の音をすべてラールと表現したことに似ています。

もう一つドイツから輸入された用語があります。断続性の音を湿性ラ音（ドイツ語でホイヒテ・ラッセルゲロイシュ[22]）、連続性の音を乾性ラ音（ドイツ語でトロッケネ・ラッセルゲロイシュ[23]）というドイツ流の分類です。こうした使いかたが、日本では明治時代から１９６０年代まで続いてきたのです。

(19) Nebengeräushe
(20) Rasselgeräushe
(21) Rasseln
(22) feuchte Rasselgeräushe
(23) trockene Rasselgeräushe

第2章　近代肺音研究の夜明け

◆肺の音を記録して解析する

ラエンネックから150年を経た第二次大戦後になると、肺聴診の世界は画期的に変わりました。

長い間、聴診で聴かれる音は教師から弟子に言葉と経験で伝えられてきました。音の性質はヒューヒュー、グーグーとかプップツ、ブツブツとか、文字で表現するしかありませんでした。最もよく使われたのは擬音語です。「雨どいを流れる音」「笛の音」「いびきの音」といった具合です。

前出のラエンネックの四つのラ音も、「1．湿性のラ音またはパチパチ音、2．粘性のラ音またはゴボゴボ音、3．乾性のうめき声やいびき音、4．乾性の歯擦様のラ音または口笛のような音」といった具合に、擬音語がたくさん使われています。**表2**に示し

表2：様々な擬音で表現された連続性ラ音（1970年代）

笛声音	吹笛音	ぴー音	笛　音
笛様音	飛箭音	咿軋音	軋　音
ぎー音	呻唸音	呻声音	類鼾音
紡車音	飛蜂音	豚唸音	蜂鳴音
喘鳴音	鼾　音	しゅーしゅー音	

（吉利和「新内科診断学」改訂第3版，金芳堂，京都，1962より引用）

た1970年代の日本の代表的な教科書に見られる擬音語の一つ一つを読めますか？　しかも、「飛蜂音」は想像できても、「蜂鳴音」は想像すらできません。擬音語では、鶏の鳴き声といっても、日本と欧米では表現が異なります。擬音語は、国際的な互換性を欠くといえます。

聴診の音をそのまま記録する録音再生技術が使えるようになったのは第二次大戦以後のことです。肺聴診のレコード盤は、日本では1962年に心臓聴診のレコードと同時期に籏野脩一(24)、そして海老名敏明(25)によって別々に出版されました。やがて、レコード盤がカセットテープになり、CDとなって、聴診音の録音再生技術は急速に進歩

(24) 上田英雄、籏野脩一、柳内嘉：レコードによる肺臓の聴診、南山堂、東京、1962
(25) 海老名敏明 等編：レコードによる肺の聴診、第1（正常呼吸音、異常呼吸音）、第2（副雑音）、金原出版、東京、1962

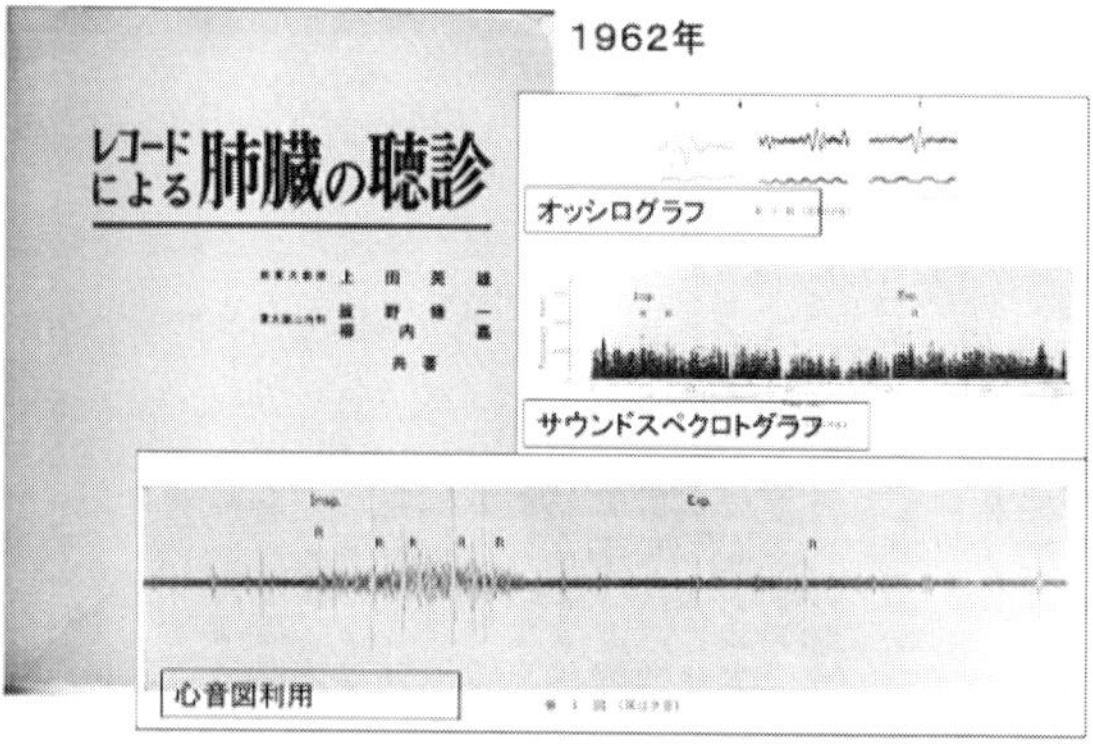

図 20：3 つの解析方法を用いた籏野の肺聴診学

していきました。

もう一つは、録音再生した音を解析する音響解析の技術です。音の振動波形を正弦波の集まりに分解して周波数の分布をみる数学的な方法をフーリエ解析[26]といいますが、１９３０年代に出版されたドイツの打聴診の教科書[27]に、その手法を見て驚いた記憶があります。コンピュータのない時代、わずか1秒間の音でも、そのフーリエ解析には気の遠くなるような時間を要したに違いありません。

海老名は、聴診した音を周波領域ごとに通過させる帯域フィルターをセットにして、その出力をブラウン管に映し出し、その変化を映写して肺聴診の音の周波数分布の変化を分析しました[28]。

一方、前述の簱野のレコードを解説した本のなかでは1秒間を2・5㎝の紙に記録する心音図を利用した音の強さの移り変わりを見る方法、オシログラフを使った細かな波形を見る方法、サウンドスペクトログラフを用いて周波数分布の移り変わりを見る方法の3種類の分析方法を駆使しています（図20）。音の分析の手法は、現在では著しく進歩していますが、70年以上前に、このような解析手法がすでに用いられていたことは驚くに値します。

現在でも肺音の解析には、音の強さの推移を見る方法、時間軸を拡大して波形を見る方法、周波数分布やその移り変わりを見る方法（サウンドスペクトログラフ）などが使われています。私も、かつてサウンドスペクトログラフのアナログ時代に、呼吸位相を同時に表示する方法を考案して、間質性肺炎のラ音が吸気呼気のどの位相で発生するかを

(26) Fourier transform
(27) Alexander Pierach: Studien uber klinishe Akstik, Medizinischen Klinik Munchen, 1931
(28) 海老名敏明、豊島信、福士主計、菊地喜充、伊藤修、奥山大太郎：呼吸音の周波数分析に関する研究．抗酸菌病研究雑誌 11: 3, 1955

調べたことがあります[29]。

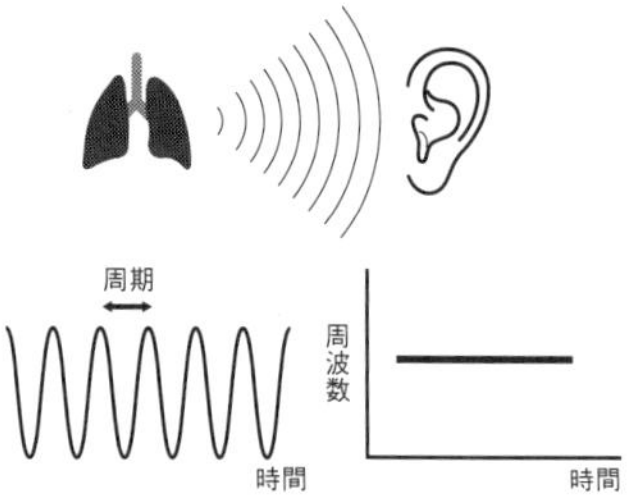

図 21：聴覚は周期を周波数に変えて聴いている

◆サウンドスペクトログラフとは

音楽と絵画の本質的な違いを考えたことがありますか？　聴覚と視覚の違いといってもよいでしょう。絵画は、今日見ても明日見ても違いはありません。しかし、空気の振動である音は発生しているときだけですぐに消えてしまいます。

聴覚がもっている不思議な能力があります。それは時間とともに変化する振動の周期を、周波数の変化に置き換えて聴いていることです（図21）。頭のなかでフーリエ解析を行っているともいえます。サウンドスペクトログラフは刻々と時間とともに変化する周波数分布の推移を、ヒトの聴覚で認識する形で表示して

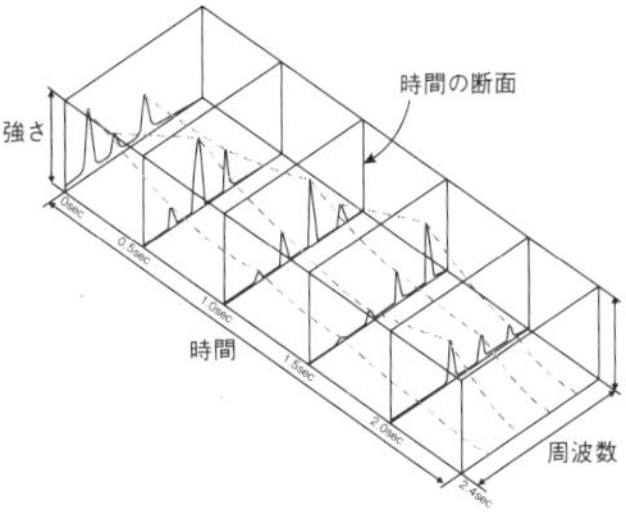

図22：サウンドスペクトログラム表示のしくみ

います（**図22**）。縦軸が周波数、横軸が時間、そしてその時間の周波数分布が濃淡（現在ではカラー表示）で表されます。

サウンドスペクログラフは、声の解析によく使われています。「声紋分析」もその一つです。**図23**のように日本語の母音（あいうえお）を解析したものを一例として示します。肺音の表示には、しばしばサウンドスペクトログラム（サウンドスペククトログラフによる分析結果をサウンドスペクトログラムという）が用いられますので、その読み方に慣れましょう。

---

(29) 工藤翔二、市川勝之、小坂樹徳、三上理一郎、倉島篤行、尾野溢夫：サウンドスペクトログラムを用いた新たな肺音図法によるびまん性間質性線維化肺炎のラ音解析、日胸疾会誌 15: 775–783, 1977

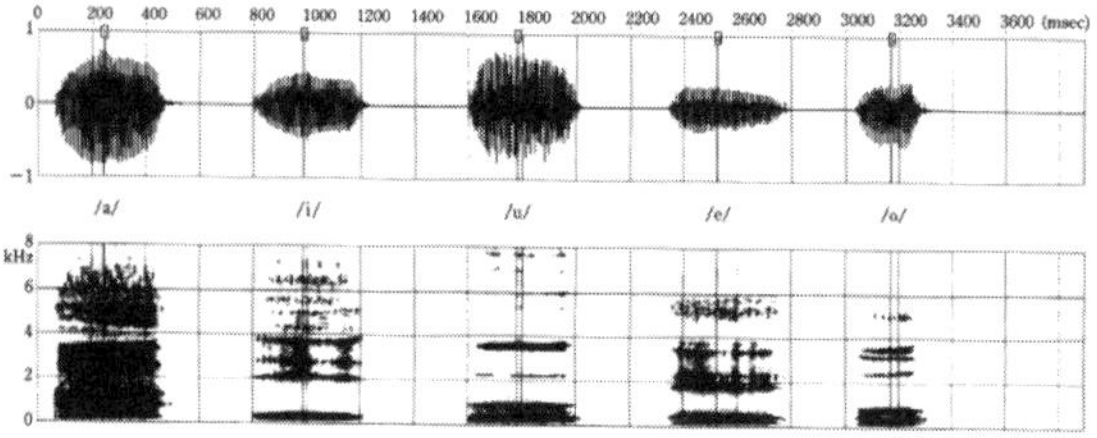

図 23：サウンドスペクトログラフでみる日本語の母音

（三木祥男，新川拓也，野原幹司，奥野健太郎：日本語 5 母音の音響的同定方法と異常構音への適用について．音声言語医学 47: 155–165, 2006 より許諾を得て，一部改変し転載）

◆肺聴診を科学に変えたポール・フォジャクス（イギリス）

1978年、イギリスのポール・フォジャクス[30]は、肺の聴診を研究する者なら誰でも知っている1冊の本、『Lung Sounds』[31]を出版しました（図24）。この本は、肺聴診を科学に変え、肺聴診の音を当時の呼吸生理学と結びつけて新しい科学としての肺音研究を提唱しました。フォジャクスはハンガリーの生まれ。呼吸生理学者であると同時に、ピアノの演奏家、音楽家でもありました。その背景を知ると、彼が肺聴診に興味を持ち、『Lung Sounds』を呼吸生理学の立場から書き下ろしたことに納得がいきます。一例を挙げると、喘息発作の患者にへり

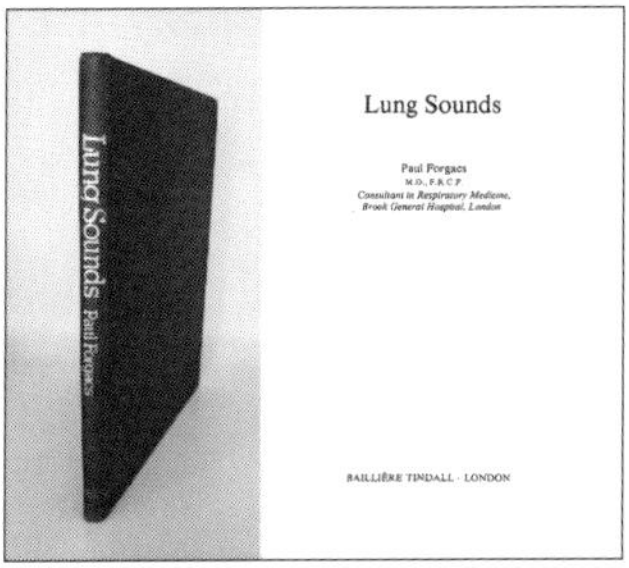

図 24：『Lung Sounds』の初版（1978 年）と中表紙

ウムと酸素の混合気体で呼吸をさせて、ゼーゼー、ヒューヒューいう音（wheezes, 後述）の音色が変わらないことから、この音は管楽器のような発生機構ではないことを指摘したことなど、音の発生メカニズムまで立ち入った最初の教科書といえます。この本は、彼が亡くなった今でも販売されており入手が可能です。興味のある方は、一読されることをお勧めします。

（30）Paul Forgacs, 1914～1992
（31）Lung Sounds, London, Baillière Tindall, 1978

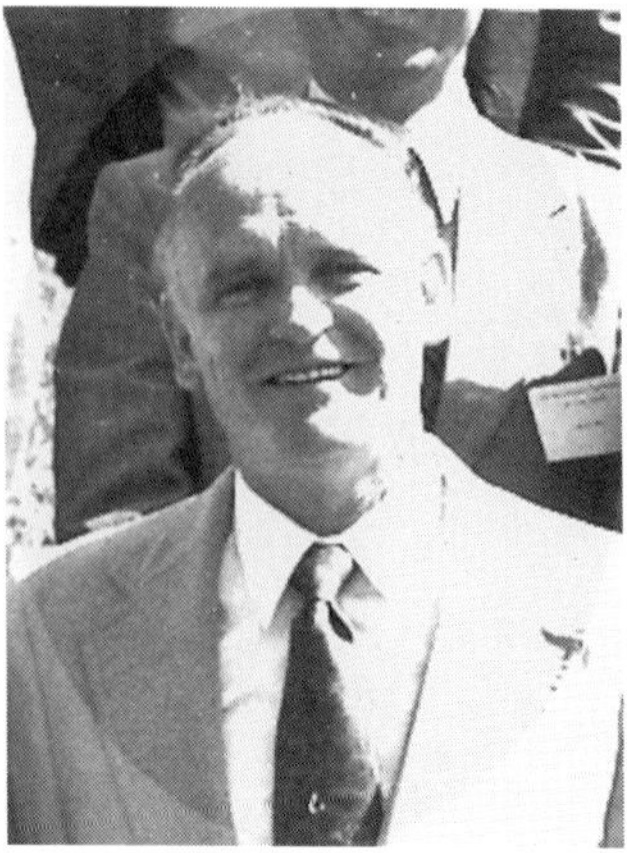

図25：マーフィー博士

◆国際肺音学会（ＩＬＳＡ）を設立したマーフィー博士とラウドン教授

こうした時代の流れのなかで、1976年、米国ボストン・フォークナー病院のレイモンド・マーフィー博士[32]（図25）とシンシナティ大学のロバート・ラウドン教授[33]（図26）の二人は、国際肺音学会（ＩＬＳＡ）[34]を設立しました。

マーフィー博士は呼吸機能の1秒率の提唱で名高いゲンスラー博士の弟子で、ボストン近郊の造船所の労働者が石綿を吸入しておこる石綿肺の研究をしていました。その中で、石綿肺の患者に聴かれるクラックル（捻髪音）という音に注目しました。この音を波形として示すには、1秒間を1ｍほどの長さに拡大すれば、そのほかの音と区別がで

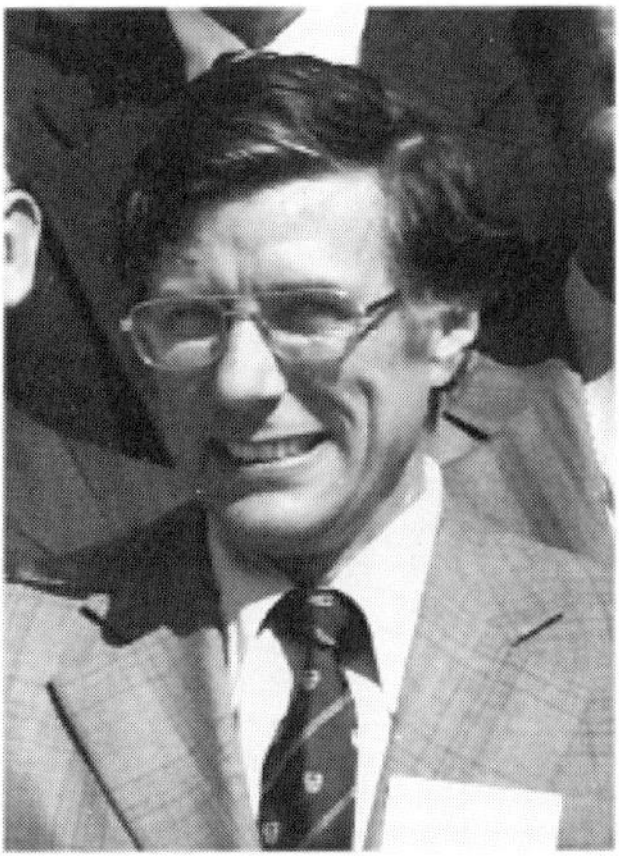

図 26：ラウドン教授（1925–2013）

きるとして、１９７７年に「時間軸拡大波形」（time-expanded wave form analysis）と名打った画期的な論文[35]を発表しました。

一方、シンシナティ大学のラウドン教授は英国エディンバラ大学の出身で、かねてから咳の音に関心をもっていました。この２人によって設立されたＩＬＳＡは、以来40年以上にわたって毎年国際学会を世界各地で開催してきました（表3）。私は、１９７７年シンシナティで開催された第２回ＩＬＳＡに日本

（32）　Raymond Murphy
（33）　Robert Loudon 1925–2013
（34）　International Lung Sounds Association, ILSA
（35）　Murphy R. L. H., Holford S. K., Knowler, W. C.: Visual lung-sound characterization by time-expanded wave-form analysis. New Engl J Med. 296: 968, 1977

回	年	開催地	会長
1.	1976	Boston, MA	Raymond L.H. Murphy, Jr.
2.	1977	Cincinnati, OH	Robert Loudon
3.	1978	New Orleans, LA	William Waring
4.	1979	Chicago, IL	David Cugell
5.	1980	London, England	Leslie Capel & Paul Forgacs
6.	1981	Boston, MA	Raymond L.H. Murphy, Jr.
7.	1982	Martinez, CA	Peter Krumpe
8.	1983	Baltimore, MD	Wilmot Ball
9.	1984	Cincinnati, OH	Robert Loudon
10.	1985	Tokyo, Japan	Riichiro Mikami
11.	1986	Lexington, KY	Steve S. Kraman
12.	1987	Paris, France	Gerard Charbonneau
13.	1988	Chicago, IL	David Cugell
14.	1989	Winnipeg, Canada	Hans Pasterkamp
15.	1990	New Orleans, LA	David Rice
16.	1991	Veruno, Italy	Filiberto Dalmasso
17.	1992	Helsinki, Finland	Anssi Sovijarvi
18.	1993	Alberta, Canada	Raphael Beck
19.	1994	Haifa, Israel	Noam Gavriely
20.	1995	Long Beach, CA	Christopher Druzgalski
21.	1996	Chester, England	John Earis
22.	1997	Tokyo, Japan	Masahi Mori
23.	1998	Boston, MA	Sadamu Ishikawa
24.	1999	Marburg, Germany	Peter von Wichert
25.	2000	Chicago, IL	David Cugell
26.	2001	Berlin, Germany	Hans Pasterkamp
27.	2002	Helsinki, Finland	Anssi Sovijarvi
28.	2003	Cancun, Mexico	Sonia Charleston, Ramon Gonzales Camerena & Tomas Aljama Corrales
29.	2004	Glasgow, Scotland	Ken Anderson & John Earis
30.	2005	Boston, MA	Raymond L.H. Murphy, Jr.
31.	2006	Halkidiki, Greece	Leontios Hadjileontiadis
32.	2007	Tokyo, Japan	Shoji Kudoh
33.	2008	Boston, MA	Sadamu Ishikawa & Raymond L.H. Murphy,Jr
34.	2009	Haifa, Israel	Noam Gavriely
35	2010	Toledo, Ohio	Dan E. Olson
36.	2011	Manchester, England	Ashley Woodcock
37.	2012	Mayo Clinic, MN	Rasanen Jukka
38.	2013	Kyoto, Japan	Yukio Nagasaka
39	2014	Boston, MA	Sadamu Ishikawa
40.	2015	Saint-Petersburg, Russia	Alexander Dyachenko & Vladimir Korenbaum
41.	2016	Tokyo, Japan	Masato Takase & Shoji Kudoh
42.	2017	Tromso, Norway	Hasse Melbye
43.	2018	Los Angels, CA	Talbot, T. B.

表 3：国際肺音学会（ILSA）の歩み

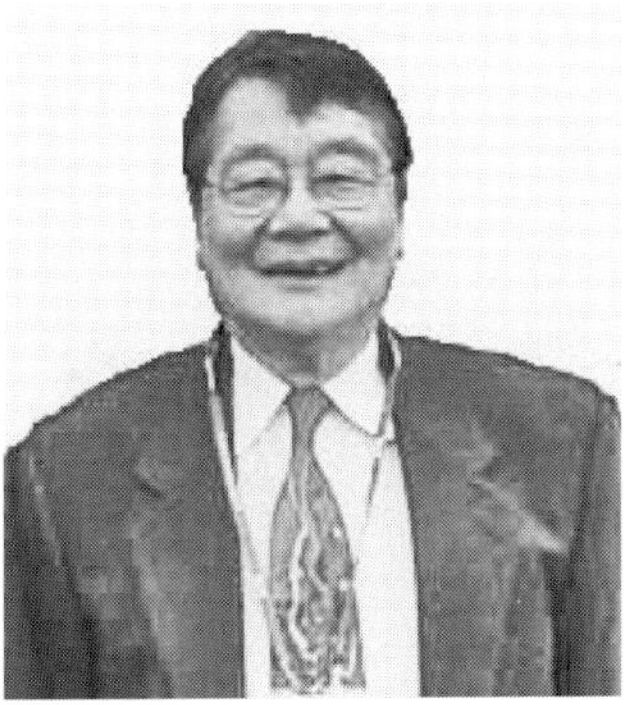
図 27：石川定博士（2019 没）

からたった１人で参加しましたが、翌年の１９７８年ニューオーリンズでの第３回ＩＬＳＡには日本から15人が参加し、日本の研究が急速に発展していたことを物語っています。ＩＬＳＡ発足以来この40年間に世界で発表された肺音に関する論文は１０００篇を超えます。ＩＬＳＡを設立以来牽引されてきたラウドン教授、長年日本人研究者との橋渡し役であり、２００８年からＩＬＳＡの会長であった石川定博士[36]（図27）が亡くなり、マーフィー博士も高齢となって、残念ながらＩＬＳＡは、第43回（２０１８年）を最後にお休みの状態が続いています。

（36）石川定博士：京都府立医科大学卒業後、ニューヨーク、ボストンのメディカルセンター、マニトバ大学で学び、ボストン移住後、タフト大学（セント・エリザベス病院）助教授、教授。ボストン日本人会の会長を務め、２０１０年瑞宝小綬章受章。２０１９年４月30日逝去。

日本では1983年に「肺音（呼吸音）研究会」が設立され、現在まで毎年研究会を開催しています。この間にILSAを、1985年、1997年、2007年、2013年、2016年の5回にわたって日本で開催しています。

◆欧米における肺音用語の混乱と統一への動き

フォーブス以来、欧米の聴診音の分類がラエンネックの原点とは異なっていることは、1950年代から認識されていました。

1957年、イギリスのロバートソンとクープは重要な論文[37]をランセット誌に発表しました。この論文は、「晩春のある夜」、この2人がジェームス・ジョンソン、P・M・レイサム、すでにお馴染みのジョン・フォーブス、そしてラエンネックの4人を小さな別荘に招いて、肺聴診の用語について語り合わせるという仮想の劇作として書かれてい

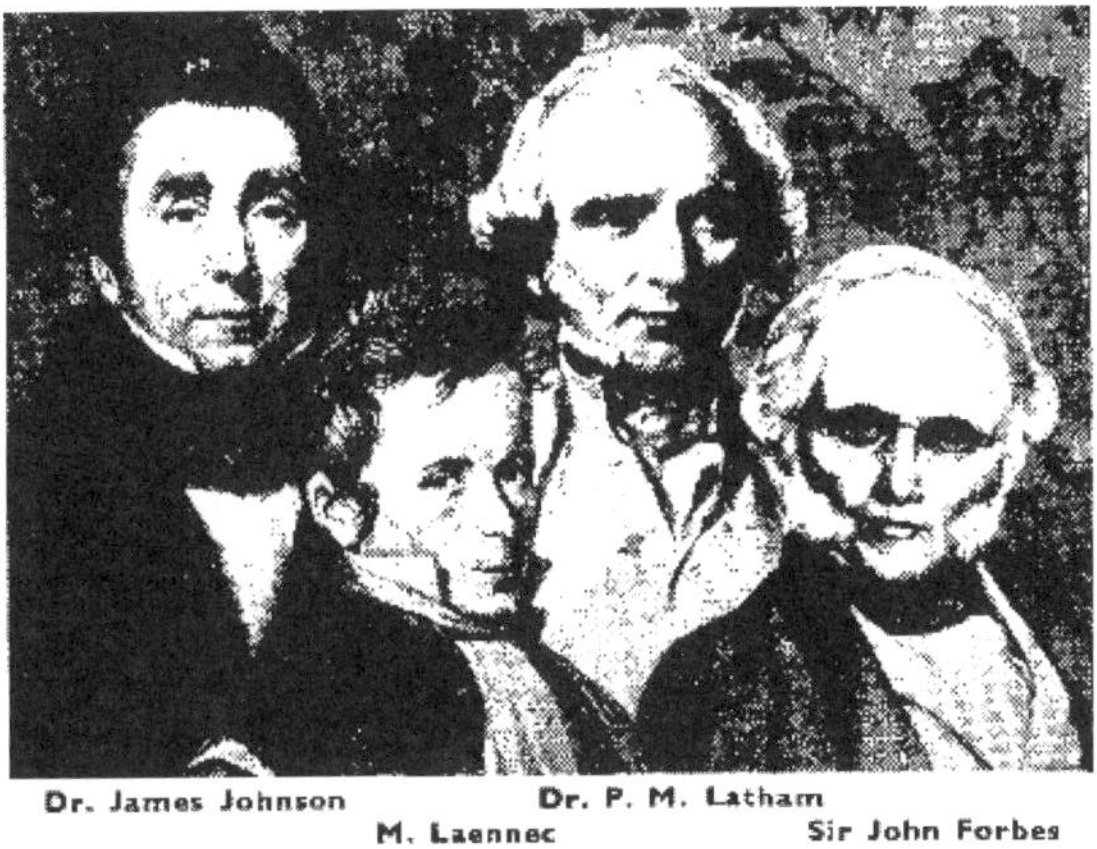
Dr. James Johnson
Dr. P. M. Latham
M. Laennec
Sir John Forbes

図28：劇中の4人の参加

ます（図28）。一部を覗いてみましょう。

ラエンネックがラールとロンクス（複数形ロンカイ）を同義語として用いたことを、このように書いています。『『…ロンカイのようなさまざまなタイプのラールがあって混乱します』。ラエンネックは驚いたようにみえた。『私はいつも著書ではラールという言葉を使っていました。しかし、診療録はラテン語で書くので、自然とラテン語のロンクスと翻訳していました。』』という具合です。仮想の劇作とはいえ、数多くの論文を引用した長大

（37）　J. Robertson, R. Coope: Before Our Time: Rhonchi and Laennec. The Lancet 31: 417–423, 1957

な総説です。

そのなかで、ラエンネックの四つのラ音がどのように名付けられたのか、それがどのように変容したかを明らかにしました。

1975年、米国胸部学会（ATS）と米国胸部医師会（ACCP）は、肺の用語と記号に関する合同の委員会を作って、11頁に及ぶ見解を報告しました。[38] その中で、肺音に関してはこのように記述しています。

「胸壁上で聴こえる副雑音（通常は発生しない音）の記載で、raleとrhonchusという用語の使用にかなりの混乱がある。ラエンネックは、気管支または肺組織の空気の動きによって生成されるすべての異常な音の総称としてraleを用い、これをラテン語に翻訳する際に彼はrhonchiという言葉を使用し、後にwheezeと英語に翻訳した。現在、一部の人は、すべての異常な肺音の一般的な用語としてrhonchusとraleを使用し続けている。しかし、ほかの人はrhonchusを連続音（wheeze）のみに使用し、raleを通常吸気中に聴かれる、短く断続した爆発的な音（crackles）のみに使用している。混乱を解決する最も単純な方法は、より一般的に使われている二つの用語、rhoncus と rale を選択し、rale をパチパチ、ブツブツいう（断続的な）音に、rhonchus をより長い持続時間の音楽的な（連続した）音に定義することである。それに代わる受け入れ可能な用語は、rale の代わりに crackle を、rhoncus の代わりに wheeze に置き換えることである」と。ただし、ここでは、まだ今日の統一した用語にはいたっていません。

◆肺音用語を統一した第10回国際肺音学会と国際肺聴診シンポジウム

1985年、東京で第10回ＩＬＳＡ[39]が開かれました。日本で開催された初めてのＩＬ

(38) Pulmonary Terms and Symbols：A Report of the ACCP-A TS Joint Committee on Pulmonary Nomenclature, Chest 67: 583–593, 1975
(39) Mikami R, Murao M, Cugell D W, Chretien J, Cole P, Meier-Sydow J, Murphy R L, Loudon R G: International symposium on lung sounds. Chest 92: 342–345, 1987

SAです。会長は当時奈良県立医科大学教授であった三上理一郎先生（図29）です。この学会の最も重要な特徴は学会の2日目に、日本医師会の後援の下で英、米、独、仏、日の五箇国による「国際肺聴診シンポジウム」が開催されたことです[40]。このシンポジウムでは各国で用いられている、あるいは用いるべき提案が図30のようにまとめられ、詳細は2年後のチェスト誌に掲載されました。英米では現在用いられているfine crackles, course crackles, wheezes, rhonchiです。図30では、日本の用語の『いびき（様）音』が天地逆になっていますが、チェスト誌の編集者が平仮名を知らなかったためでしょう。こんな愛嬌も含めて貴重な文献です。日本では、このシンポジウムの報告として、同年1985年に『日本医師会雑誌』に「肺の聴診に関する国際シンポジウム．ラ音の分類と命名」と題する論文が掲載され、現在日本で用いられている肺

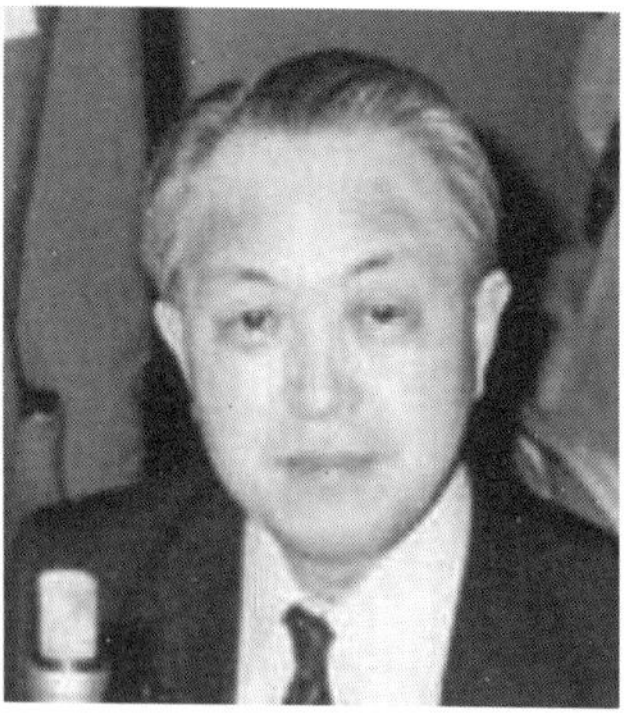

図29：三上理一郎教授（1924-2014）

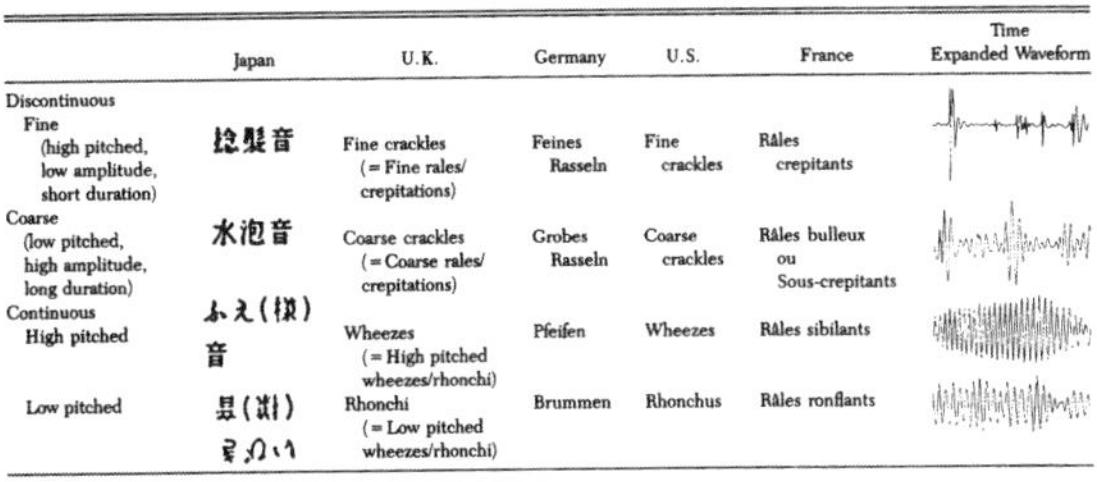

	Japan	U.K.	Germany	U.S.	France	Time Expanded Waveform
Discontinuous Fine (high pitched, low amplitude, short duration)	捻髪音	Fine crackles (= Fine rales/ crepitations)	Feines Rasseln	Fine crackles	Râles crepitants	
Coarse (low pitched, high amplitude, long duration)	水泡音	Coarse crackles (= Coarse rales/ crepitations)	Grobes Rasseln	Coarse crackles	Râles bulleux ou Sous-crepitants	
Continuous High pitched	ふえ(笛)音	Wheezes (= High pitched wheezes/rhonchi)	Pfeifen	Wheezes	Râles sibilants	
Low pitched	いびき(鼾)音	Rhonchi (= Low pitched wheezes/rhonchi)	Brummen	Rhonchus	Râles ronflants	

図30：国際肺聴診シンポジウムにおける五箇国（日，米，英，独，仏）のラ音表現

（本文注釈39より引用）

音の分類と用語の基本が図31に示すように確立しました。

このなかで、肺聴診で聴かれるすべての音を『肺音』と総称し、『呼吸音』と『副雑音』に区別すること、副雑音は肺や気管支に発生する『ラ音』と肺外で発生する『その他』に分けることになりました。もう一つ重要な提案がありました。日本では長らく用いられてきた「湿性ラ音」を『断続性ラ音』に、「乾性ラ音」を『連続性ラ音』にと、音響学的な用語に置き換えたことです。

第10回ILSAと国際肺聴診シンポジウムの新しい肺音分類の基本的なコンセプトは、①客観的に区別が可能なこと、②発生機序に基づくこと、③区別すること

(40) 三上理一郎：肺の聴診に関する国際シンポジウム．ラ音の分類と命名．日医師会雑誌 94: 2050–2055, 1985

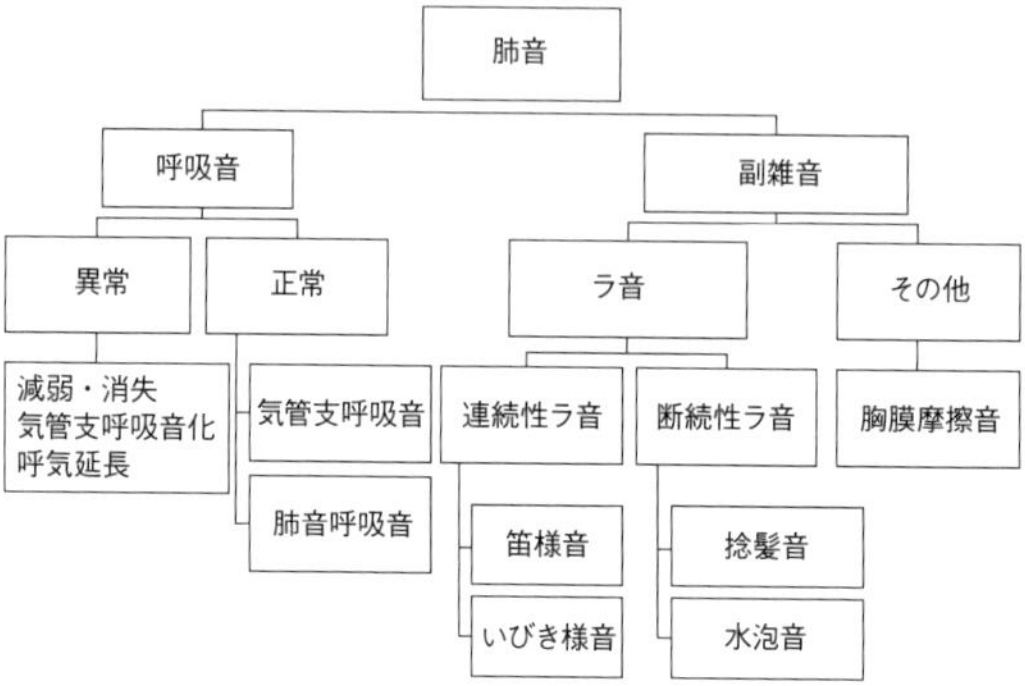

図 31：新しい肺音の分類（1985）

（本文注釈 40 より引用）

が臨床的に意味をもつこと、④容易に読める（とくに日本語）こと、⑤国際的に互換性があることです。肺音用語の混乱と統一の歴史は、用語の重要さをあらためて教えてくれます。

第3章　聴診器の科学——入門編

◆ 身体の色々な音を聴いている聴診器

聴診器で医師たちは何を聴いているのでしょうか。本書の主題は肺の音ですが、医師は身体の色々な音を聴いています。

肺と並んで、心臓の音も大切な聴診の対象です。心臓には四つの弁（僧帽弁、三尖弁、大動脈弁、肺動脈弁）があり、弁が狭くなったり、弁の閉鎖がうまくいかなくなったりすると、血液の流れが渦を巻き聴診器で聴くことのできる正常とは異なる雑音を生じます。

お腹の上に聴診器を当てると、腸が動くグル音という音が聴こえます。手術の後に麻酔のためにそれまで静かだったお腹にグル音が聴こえだせば、腸が動き出したという嬉しい知らせです。

血圧計で腕に帯（マンシェット）を巻いて圧力をかけると、動脈の流れが止まります。そこから徐々に圧力を下げていくと、動脈が流れ始めてドクンドクンと音がし始めます。これをコロトコフ音といいます。さらに圧力が下がっていくと、やがて音は消えてしまいます。このコロトコフ音が聴こえ始めるときと、消えるときの圧力が、血圧の最高値、最低値というわけです。医師たちは、マンシェットの下流の動脈の上に聴診器を当てて、このコロトコフ音を聴いています。現在では、診療所などでは服を着たままで筒のなかに腕を入れて、ボタンを押すと空気が腕の周りのバンドに入って、自動で測ってくれる血圧計が置かれています。皆さんも使ったことがあるでしょう。この自動血圧計もコロトコフ音をとらえているのです。

聴診器は、身体のどこの部分でも聴こえるべき音がなかったり、聴こえてはいけない音がしたり、身体のなかの状態を知るための重要な道具です。昔、競走馬の世話をしている獣医さんと話したことがあります。馬は人間の10倍もの体重ですから、さぞや大きな聴診器を使うかと思ったら、私たちが使うのと同じ聴診器でした。「馬は背中とお腹の距離がありすぎて、縦（上下）の方向ではX線写真は撮れないのです。そのため、横方向で撮るのですが真ん中の心臓が大きくて、肺は少ししか見えません。しかも、左右が重なっています」。「そのため、肺の状況を知るためには聴診器が重要なのです」。胸のX線写真が簡単に撮れる、人間を見ている医師には感じたことのない馬の獣医さんの悩みでした。

「木のお医者さん」が木肌に聴診器を当てて、木が水を吸い上げる音を聴いている映像を見たこともあります。木の健康状態を知るためだそうです。いろんなところで聴診器は活躍しているのですね。

◆ 聴診器は身体表面に伝わった音を耳に届けるトランスデューサー

トランスデューサーって聞いたことがありますか？　音の強さを電気信号の大きさに

変えて、スピーカーを鳴らす。ここで、音を電気に変えたり、その逆であったり。信号を一つの形態から別な形態に変える器具を「トランスデューサー」（変換器）といいます。

聴診器は、体内に発生した音（振動）が体表面に伝わって生じた身体（固体）の微小な振動を、空気の振動に変換して耳まで伝えるというトランスデューサーなのです（図32）。聴診で聴いている身体の音は、体表面の振幅わずか数マイクロメーター（μm）の振動といわれています。

聴診器はどんな構造をしているのでしょうか。聴診器は三つの部品からできています。一つ目は、体表面の微細な振動を音に変える部分です。聴診器の身体に当てる部分をチェストピースといいます（図33）。聴診器のチェストピースには二つのタイプがあります。一つはベル型と呼ばれるお椀の形をしたものです。身体の表面にぴったりかぶせて、皮膚表面の振動を空気の振動（音）

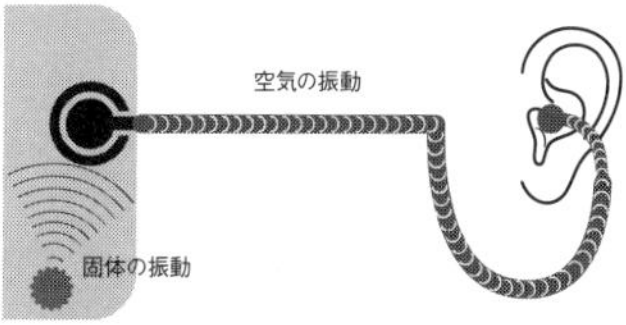

図32：固体の振動を空気の振動に変換する聴診器

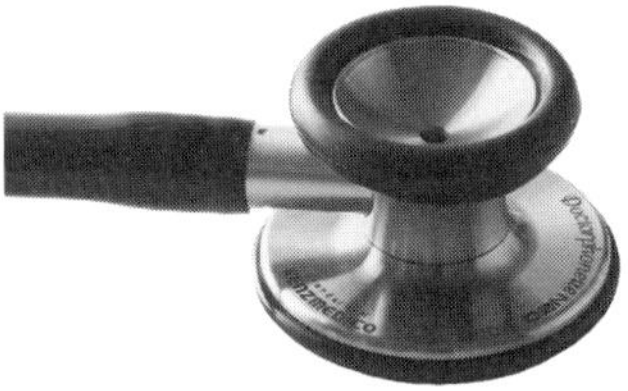

図 33：聴診器のチェストピース

（ケンツメディコ社製）

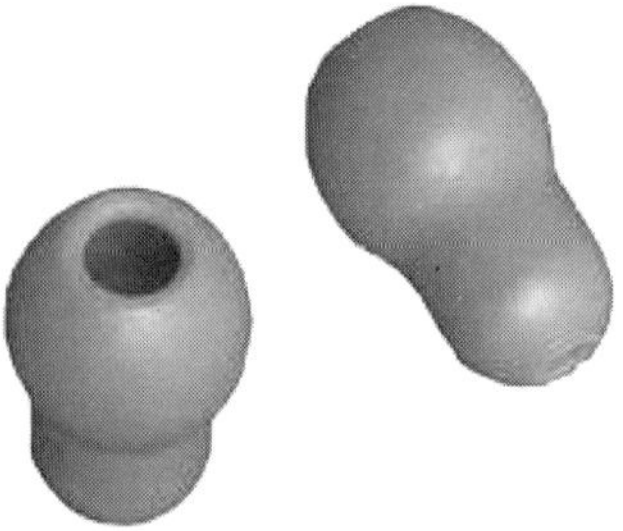

図 34：聴診器のイヤーピース

（ケンツメディコ社製）

に変えます。もう一つは膜型というチェストピースの表面に張った振動膜を、身体の表面につけて音を拾うタイプです。皮膚表面の振動を振動膜の振動に変えて、その振動を空気の振動（音）に変えます。ベル型はより低い音を拾いやすく、膜型はより高い音を拾いやすいとされており、最近の聴診器はこの二つを切り替える構造になっています。

二つ目の部品は、チェストピースで生じた音を耳まで届ける管です。後に詳しく述べますが、短からず長からず、くるくる巻いてポケットに入れたり、首にかけたりと、持ち運びに適度な長さがいいのです。

そして三つ目は、管のなかを伝わってきた音をしっかりと耳の穴に導くイヤーピース（図34）という部分です。イヤーピースが、耳の穴に合わないと空気が漏れて外部の音が入ったり、長時間使っていて耳が痛くなったりします。イヤーピースは聴診器の大切な部品なのです。

◆聴診器の管は短いほど大きく聴こえる？

「そりゃあ、短いほうがいいに決まっている」と、自信満々に話す医師を何人も見てきました。きっと、「音の強さは距離の2乗に反比例する」という、中学の頃に習った理科の知識があるからでしょう。音の源から遠くへいけば、音は小さくなる。正確には、「音の強さは距離の2乗に反比例する」からです（図35）。しかし、これが成り立つのは、音が音の源から四方八方球状に広がってゆく場合（球面波といいます）なのです。音が

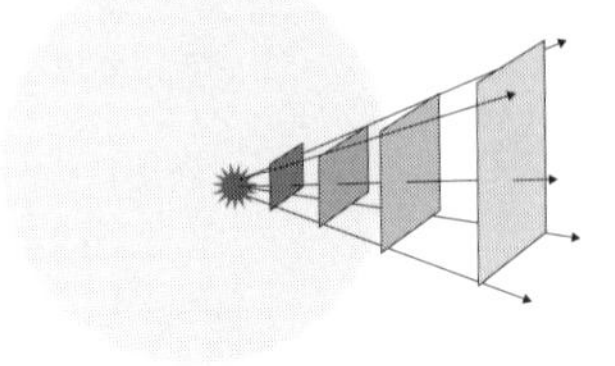
自由音場の場合
音の強さは距離の二乗に反比例して弱くなる

図 35：球面波の音の広がり

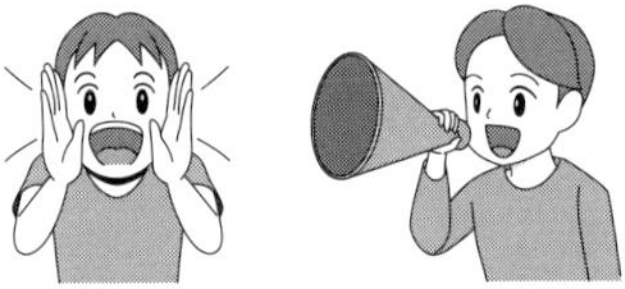
遠くに届ける ― 音を広げない

図 36：音を広げない叫び方

広がると、音のエネルギーはどんどん小さくなります。それが「距離の2乗に反比例」なのです。距離が2倍になれば音は4分の1に、距離が4倍になれば音は16分の1に」といった具合です。

音を遠くまで届けたい。山で「ヤッホー」と叫ぶとき、両方の手のひらで口を囲って叫ぶでしょう。手のひらより、もっと効果的な道具はメガホンです（図36）。少なくともメガホンの出口までは、球面状には広がりません（メガホンの効果には音響インピーダンスのマッチングという難しい理屈もありますが、ここでは割愛します）。

音を広げない究極の道具があります。船長がいる船橋から船底のエンジン室に声を届ける「伝声管」です。「面舵《おもかじ》いっぱい」、「エンジン停止」。どんなに優秀なマイクとスピーカーでも、電気回線が遮断されたときには、船長の声は届きません。そのため、今でも船には、船橋から船底まで、「伝声管」というパイプが設置されています。

管のなかでは、音は球状ではなく、平らに伝わっていきます。そのため、球面波に対して「平面波」と呼ばれます。平面波で伝わる管のなかの音は、減衰しない（小さくならない）のです（図37）。冒頭の、「聴診器の管は短いほど大きく聴こえる？」の答えは、「No」でした。聴診器の管は長くても短くても音の大きさには関係ないのです（図38）。正解は「短すぎず、長すぎず、使いやすい長さで」なのです。

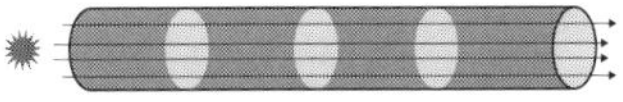

図37：平面波の音の伝播

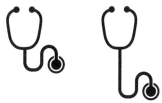

図38：聴診器の管は長くても音の大きさは変わらない

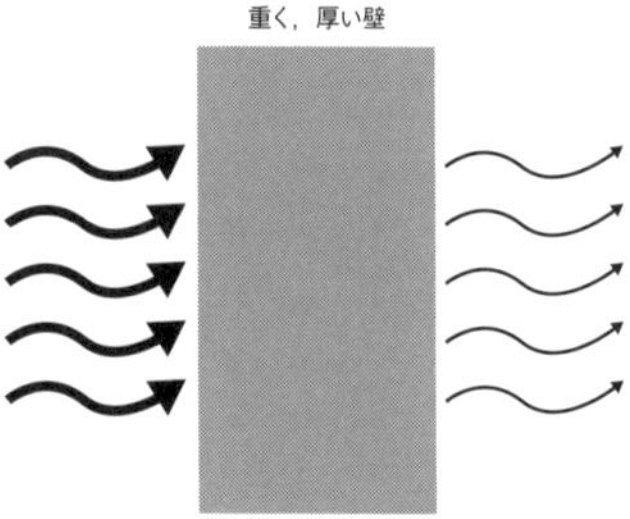

図 39：厚く，重い壁は音を通しにくい

◆聴診器はなぜ重いの？

聴診器が重いと感じた医師や看護師、理学療法士は多いのではないかと思います。もう少し軽くできないのか。聴診器の重さの大部分はチューブの重さです。昔、チューブの軽い安価な聴診器が売られていたことがあります。その欠点は、肝心な胸の音が小さく、外の騒がしい音が入ることです。チューブの壁が軽いと、このような聴診器としては致命的な欠陥が生じます。

家族しかいない家庭のトイレの扉は軽いのに、ホテルのトイレの扉が重いことに気づきましたか？　重い扉は、トイレのなかの音を外に漏らしにくいのです。空気中の音は、厚くて重い（質量が大きい）壁を通しにくいのです（図39）。聴診器のチューブの壁が厚く重いのも、同じ理由なのです。聴診器を選ぶときには、軽いほうがよいわけではないのです。

かつてラエンネックが竹の筒を使わず、穴のくり抜きに苦労したはずの硬い木の筒を使ったのも、そんな理由があったのかもしれません。

◆聴診器のＳＮ比

音響機器の性能を調べると、必ず出てくるのが「ＳＮ比」という言葉です。ＳＮ比のＳは信号（signal）、Ｎはノイズ（noise）の意味です。昔、ラジオの音量を上げると音は大きくなるのですが、同時にシャーとかブーンとかいう雑音も大きくなって、不愉快な思いがしたものです。聴きたい音は大きく、雑音は小さく、言い換えれば目的とする信号音と雑音の比率、ＳＮ比は大きいほうがよいのです。今では、ラジオもテレビも性能がよくなって、雑音が大きくなることはほとんどありません。

音は大きく雑音は小さくは、聴診器でも同じです。身体の音をできるだけ大きくとらえるためには、まず聴診器の身体に当てる部分（チェストピース）の性能が大事です。ベル型では、身体の表面から少しでも浮き上がると、音が逃げて小さな音になってしまいます。肋骨が浮き出るような痩せた患者さんでは要注意です。いずれにせよ、身体の音をできるだけ大きく拾う、それがチェストピースの役割です。

雑音を少なくするために、聴診器にはどんな工夫がされているのでしょうか。聴診器にとって雑音は、なんといっても外部の騒音です。診察室は、話し声や色々な雑音に囲まれている環境です。外部からの雑音の混入を避けるために、最も重要な二つのポイントがあります。一つは、前述したように、チューブを通した雑音の混入を避けるために、チューブを厚く重くしてあることです。もう一つは、聴診器のイヤーピースと耳の穴の隙間です。隙間があると、そこから外部の雑音が入って、どんな優秀な聴診器でも歯が立ちません。聴診器を買うと、必ず何種類かの大きさのイヤーピースがついてきます。そのなかから、自分の耳にぴったり合うものを選びます。決してオマケや予備ではないのです。

◆聴診器の周波数特性

音響機器の性能をみると、もう一つ「周波数特性」という言葉が出てきます。「このマイクロホンの周波数特性は？」というわけです。人間の耳は、低いほうは20 Hz（ヘルツ）、高いほうは20,000 Hzぐらいまでの音を聴くことができます。この周波数の領域を可聴領域といいます。

マイクロホンは、低い音でも高い音でも、できる限り同じように伝える必要があります。音の周波数によって、伝えやすかったり伝えにくかったりしては困るのです。周波数に応じたマイクロホンの反応性を「周波数特性」といいます。性能がよいマイクロホンほど、可聴領域の音について周波数特性は平坦（フラット）になっています。

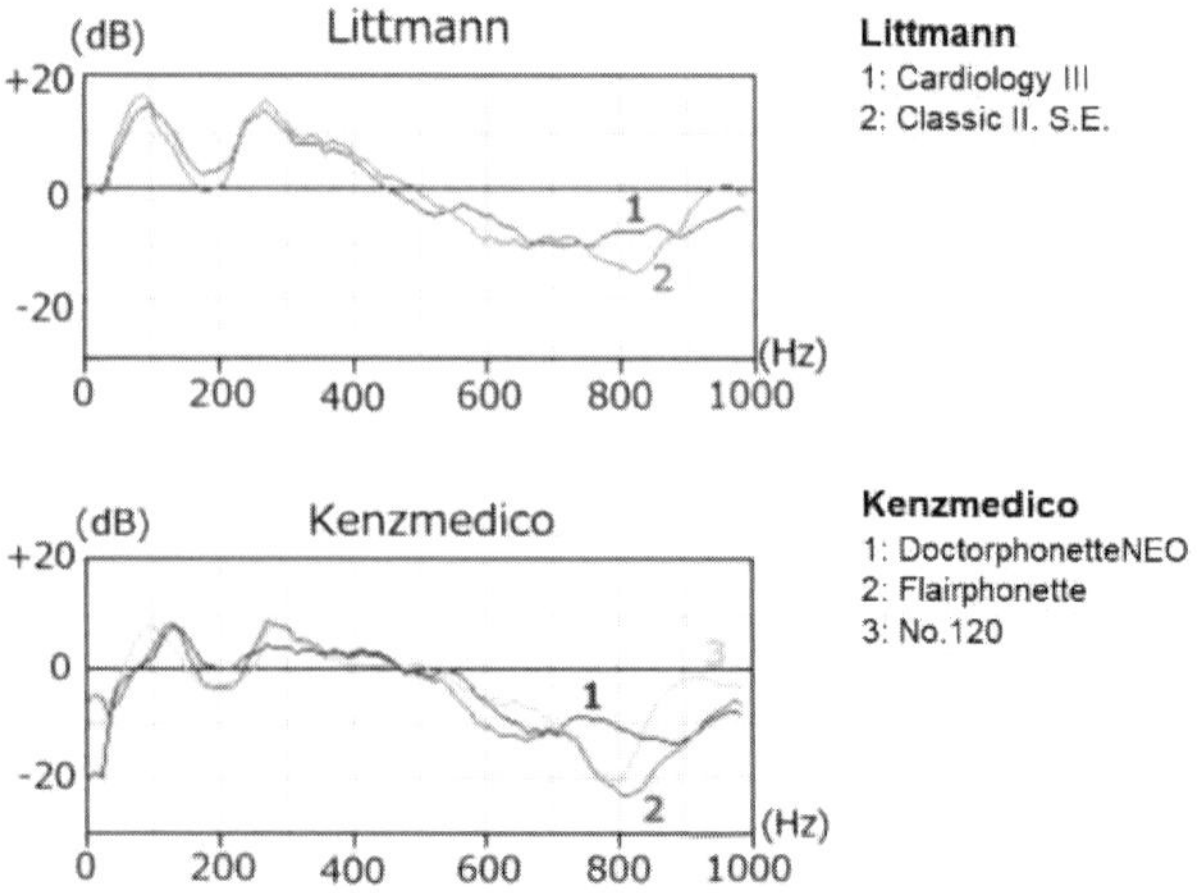

図 40：聴診器の周波数特性

（Nakano H, Nakano A: Development of a Digital Filter to Convert Mic-Sounds to Stethoscope-Sounds the 40th International Lung Sounds Association Conference, 2015 より引用）

この周波数特性の重要性は、マイクロホンに限ったものではありません。音響機器ではマイクロホン、アンプからスピーカーまで、言い換えれば、音の入力から出力までの経路全体の周波数特性が、でこぼこしないで平らであることが理想なのです。

では、聴診器はどうなのでしょうか。周波数特性からみる限り、残念ながら決していい音響機器とはいえません。聴診器は一般に100～1,000Hzの音を伝えやすく、100Hz以下と1,000Hz以上の音は伝えにくいのです。しかも、100～1,000Hzの間でも平らではなくでこぼこがあります（図40）。これは聴診器の構造上避けがたいものです。

しかし、肺の音に限らず身体から出る音はそれほど高い音ではなく、周波数特性からみて音響機器としてはいまひとつの聴診器でも、立派に臨床の役に立っているのです。

第4章　呼吸の音

さて、いよいよ肺の聴診の話に移りましょう。

赤ちゃんがすやすや眠っているときに、そっと口元に耳を近づけてみると、スースーと静かな音が聴こえます。息の流れが発する音です。息をすると気流の流れが生じます。

◆肺の役割―酸素を取り入れ二酸化炭素を排泄するガス交換

胸の真ん中を占める心臓の左右には肺があります。肺は心臓との関係からみると、腎臓や肝臓などほかの臓器にはない特徴があります。すなわち、心臓から送り出される血液のすべてが肺を通過する仕組みです。肺は心臓と直列に結ばれているのです。これに対して、腎臓や肝臓など、ほかの臓器は一部の血液が通過するだけで、心臓との関係は並列になっています。

全身を巡ってきたすべての血液（静脈血）は心臓に戻ります。そのほとんどすべてが肺を巡って、二酸化炭素を追い出し酸素を取り入れるガス交換によって、動脈血となってまた心臓から全身に送り出されます。

このガス交換のためにヒトは呼吸をします。肺は、静かにじっとしているときも１回に５００mL、１分間に15回ほど、１日では１万Ｌもの空気の出し入れ（換気）をします。ガス交換をしているこの肺に空気を届ける役割を担っているのが気道です。

◆気道とは何か

まず、気道と呼んでいる空気の通り道について理解しておく必要があります。

空気の本来の入り口は鼻です。「口からも息ができるよ」と異論が出そうですが、口は本来、食べ物の入り口なのです。そうはいっても、鼻だけでなく口からも空気を吸うことができるのはいいことです。呼吸という命にかかわる空気の入り口である鼻が詰まっても、それを補う口がある。呼吸という視点から見れば、口は鼻にとっての安全装置なのかもしれません。

しかし、鼻と口の二箇所から空気を同時に吸っても、両方の空気はのどの奥で一つになります。鼻の奥と口の奥が、一つの空間でつながっているからです。さらに奥に進むと、今度は空気専用の通り道である気管と、食べ物専用の通り道である食道に分かれます。いったん一つになった空気と食物の通り道が、また二つに分かれる。この不思議な構造が、誤嚥という困った状況が起きるゆえんです。

さて、空気の通り道（気道）に限って、さらに話を進めることにしましょう。鼻から気管の手前にある咽頭、喉頭（声帯があるところ）までは上気道といって、耳鼻咽喉科の専門の領域です。さらに進んで気管から奥のほう（下気道）は呼吸器科の専門領域です。

それでは、私たちの専門である下気道の話をしましょう。気管は喉頭から12～13 ㎝ほど下ると左右の主気管支に分かれます。その後は、二股二股と分岐を繰り返すごとに細

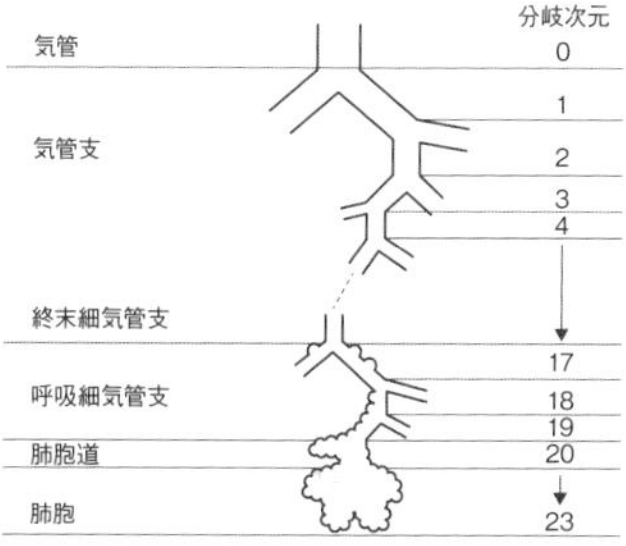

図41：気道の分岐モデル（Weibel）

くなり、16回ほど分岐すると直径2㎜ほどの終末細気管支にいたります（図41）。ここまでが、空気の通り道としての気道です[41]。さらにその後は、呼吸細気管支という領域になって3回ほど分岐を繰り返し、合計23回もの分岐をして最終的に酸素と二酸化炭素の入れ替え（ガス交換）の場である肺胞《はいほう》領域、すなわち肺胞道と肺胞となります。

気道は1本の気管から肺胞領域にいたるのに、どうして二股の分岐を繰り返しながら進むのでしょうか。肺胞の直径は約300μmといわれます。その小さな肺胞が3億個も集まって肺という臓器が作られています。すべての肺胞の表面積を合計すると、その広さはおよそ70～100m²。ゆったりと5人家族でも住めるマンションの広さです。酸素と二酸化炭素のガス交換を

（41） Weibel ER: Geometry and dimensions of airways of conductive and transitory zones. In: Morphometry of the human lung. Academic Press, New York, 1963

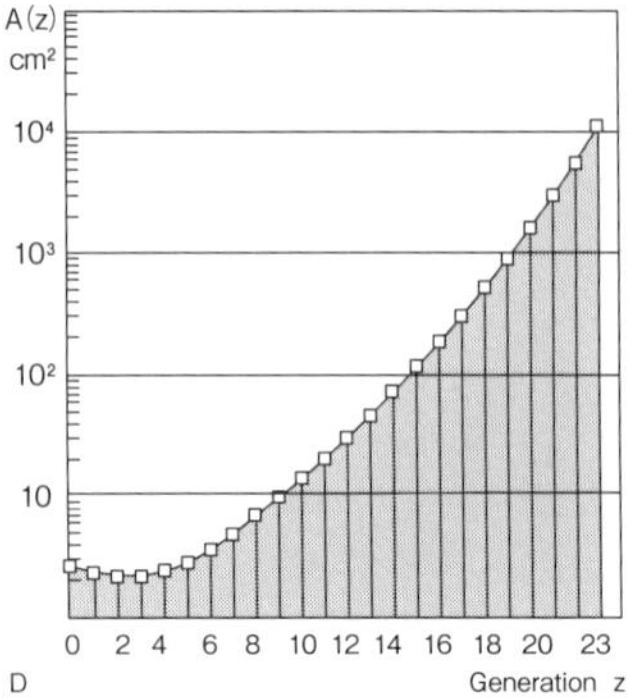

図42：分岐次数による気道断面積の総和（Weibel）

有効にするためには、広いほうがよいのです。

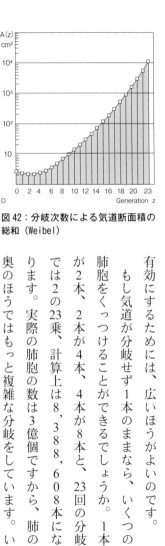

もし気道が分岐せず1本のままなら、いくつの肺胞をくっつけることができるでしょうか。1本が2本、2本が4本、4本が8本と、23回の分岐では2の23乗、計算上は8,388,608本になります。実際の肺胞の数は3億個ですから、肺の奥のほうではもっと複雑な分岐をしています。いずれにせよ、分岐を繰り返すからこそ3億もの肺胞を、限られた胸のスペースに収容することができるのです。

もう一つ別に二股分岐の妙味があります。一本一本の気管支は、分岐を繰り返すごとに細くなります。太い気管支がだんだん細くなるなら、息を吸ったときの空気の抵抗は大きくなってしまいます。しかし、一つ一つは細くなっても、数が増えることによってその断面積の総和（合計）はだんだん広くなるのです（図42）。むしろ分岐によって空気の抵抗は小さくなっていきます。ここが、後述する気道を流れる気流の状態を理解するための重要なポイントです。

◆層流と乱流

「春の小川は、さらさら行くよ」。みんなが知っている文部省唱歌「春の小川」の一節です。『さらさら』とは小川の流れの情景を表現したもので、川の流れは音を発してはいません。しかし、台風で大雨が降って、小川が激流に替わると『ゴーゴー』と音を立てるようになります。

静かな川の流れは、「層流」と呼ばれる流れです（図43）。層流に落ち葉が浮いていると、真っ直ぐに下流に流れていきます。一つの線の上を流れるように。流れの線（流線）は、途中で岩などにぶつからない限り真っ直ぐです。笹船も灯籠流しも、みんな

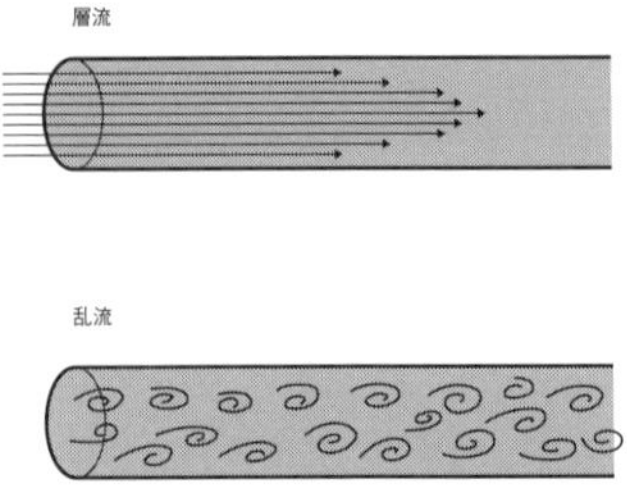

図 43：管の中の流れ　層流と乱流

真っ直ぐな流線に従って流れていきます。ところで層流でもその速度には場所によって違いがあります。川の真ん中が最も早く、岸辺ほど緩やかな流れになります。理論的には、岸に接したところでは流れはほとんどありません。笹船や灯籠流しをしたことのある人なら知っているでしょう。速度の違う流線が平行に流れる、これが層流なのです。層流は静かな流れです。

しかし、川の流れが激流になると流線は乱れ、渦を巻いたり逆巻いたりします。これを「乱流」といいます（図43）。乱流は、『ゴーゴー』と音を立てます。大風雨の時、川の近くに住むひとが、「昨夜は川の流れがうるさくて眠れなかった」というほどです。

層流が乱流に変わるのは、何が決め手になるのでしょうか？

少し難しい話になりますが、決め手は19世紀のイギリスの物理学者 オズボーン・レ

$$Re=\frac{U\rho\ d}{\mu}$$

図44：レイノルズ数の式

イノルズにちなんで名づけられたレイノルズ数（Reynolds number, *Re*）です。

気道のような管の流れについてみてみましょう。管の直径をd［m］、断面内の平均流速をU［m／秒］、流体密度をρ［kg／m^3］、粘性係数をμとすると、レイノルズ数Reは図44の式によって求められます。[42] レイノルズ数には単位はありません。

この難解な式が理解しがたい方も多いはずです。ここでは、結論を覚えておきましょう。すなわち、水や空気のような流れるもの（流体）では、管のなかの流れはレイノルズ数がおよそ2，000を超えると、層流が乱流になるとされていることです。

（42）佐藤浩：乱流、共立出版、東京、1982

◆気道のなかの空気の流れ—乱流から層流、そして分子拡散

流れの本体が川のような水であっても、気道を流れる空気でも同じことです。鼻から入った空気は、鼻腔、喉頭、気管、気管支と進みますが、太い気管支（第一次から第四次）までは、レイノルズ数は2，000を超えて乱流とされています。

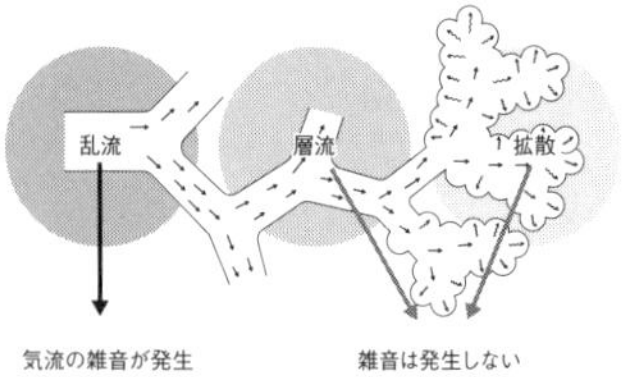

呼吸の音は太い気道の乱流領域しか発生しない

図45：気道の中の流れの姿

そこから末梢になると1本の気管支は細くなっても、その断面積の総和（合計）は広くなって、流速は遅くなり層流になります。さらに進んで、直径2㎜ほどの細気管支になると流速は計算上毎秒2㎜と、きわめて遅い速度になります。さらに末梢になると、空気の塊としての流れ（bulk flow）の性質はなくなって、分子の拡散（ブラウン運動）によって肺胞を充満させます（図45）。

◆呼吸音の源──乱流が発する雑音

聴診器を胸に当てると、呼吸に伴って音が聴こえます。これを呼吸音（breath sounds）と呼んでいます。その音の源はどこでしょうか？

もちろん、層流や分子拡散では音は発生しません。そうすると、呼吸音の源はすべて太い気道の乱流が発する雑音ということになります。

まず、気管の真上にある首（頸部）で聴かれる「気管呼吸音」です。一方、胸壁で聴かれる呼吸音は、胸壁の部位によって音の性質に違いがあります。一つ目は比較的太い気管支に近い部分で聴かれる「気管支呼吸音」です。二つ目は太い気管支から遠く離れた肺の下部などで聴かれる「肺胞呼吸音」です。それぞれの音の性質と、こうした違いがどうして生じるかは、後に詳しく述べることとします。

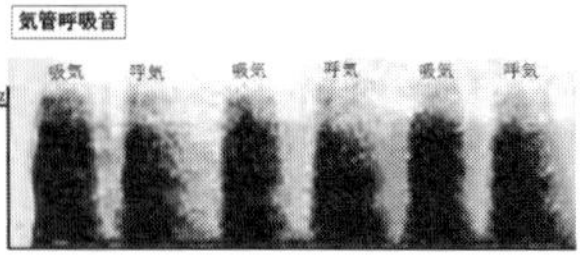

図 46：気管呼吸音のサウンドスペクトログラム

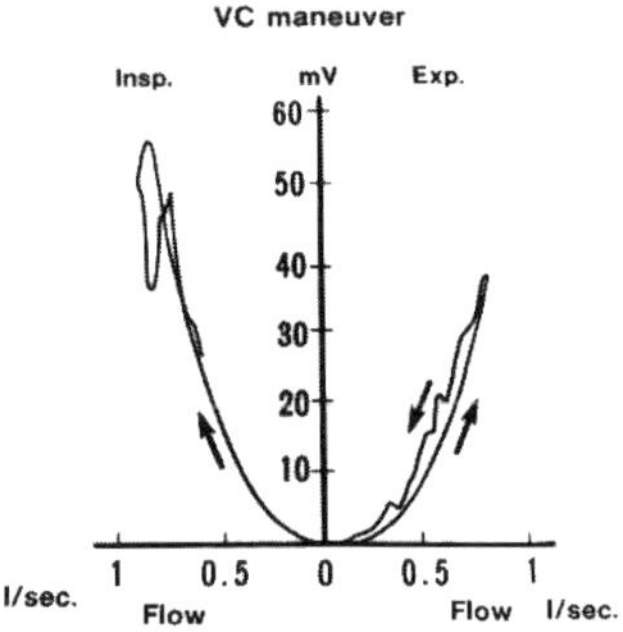

図 47：気流速度（V̇）と気管音の強さ（音圧実効値）との相関（植竹健司，工藤翔二）

◆気道の乱流騒音をそのまま表現している頸部で聴かれる「気管呼吸音」

気管の真上の首のところに聴診器を当てると、呼吸に合わせてシャーシャーという音が聴こえます。これには「気管呼吸音」と名付けられています（図46）。気管呼吸音は気管を通過する乱流が発生する音を、ほぼそのまま表現している音といえるでしょう。音源となる気管の乱流騒音が肺を通さず、ほとんど直《じか》にとらえられているためです。大きく速く息をすると、気管呼吸音は大きくなります。私たちの測定では、気管呼吸音の強さは、図47のように気流速度の2乗に比例して大きくなります。

気管音の大きさは、時に吸うときより、吐くときのほうが大きく聴こえることがあります。吐く時間が吸う時間より短い場合です。その場合は、吐くときの流速が速いからです。

流体力学の教科書を見ると、「流速が音速に比べて非常に小さい場合の空力音（空気の流れから発する音）は流速の４乗に比例する。」と書かれています。気管の直径を２㎝、１秒に５００mLの空気が通過するとすれば、気管内の空気の速度は毎秒１・６ｍ程度になります。空気中の音の速度である毎秒３４０ｍに比べて非常にとはいえないまでも小さいといえます。しかし、私たちの計測では気管呼吸音の強さは流速の２乗に比例していました。これをどのように理解したらいいのか、まだ宿題として残っています。

気流の音はとりあえずここまでにして、次からは肺の中の音の伝搬について話を進めることにします。

第5章　肺のなかの音の伝搬

◆肺内で発生した音の広がりかた

なぜ、音の伝搬を知っておくことが必要なのでしょうか。胸壁上で聴く肺音は、音が発生した場所で聴いているのではありません。発生源から肺を通過してきた音を胸壁の上で聴いているのですから、通過の過程で修飾された音を聴いていることになります。そのため、肺が音の通過に関してどのような性質を持っているかを知っておかなければならないのです。

肺の中で発生した音はどのように広がるのでしょうか。まず、図48のように、二つの経路があることを知っておく必要があります。気道（気管支）内伝搬と肺内伝搬です。もし音の発生場所が気管支、とくに太い気管支で発生した場合には、気道内伝搬と肺内伝搬の両方で広がります。気道内伝搬もするのですから、口元や頸部の気管上でも、反

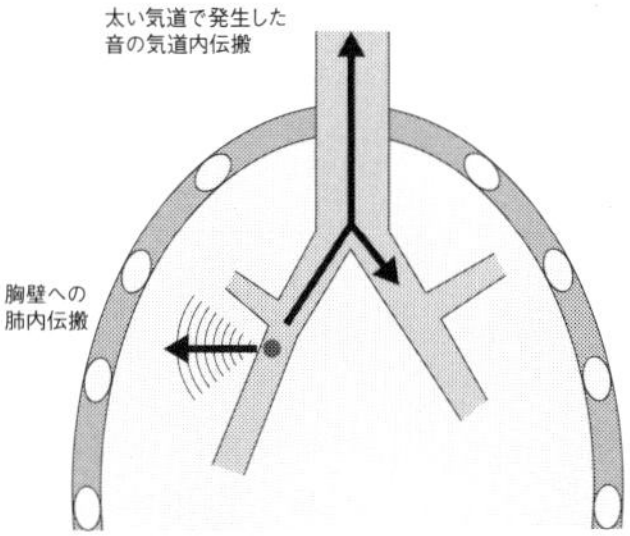

図48：肺の中の音の伝わり方　2つの経路

対側の胸壁でも聴かれるという特徴があります。気管支喘息のヒューヒュー、ゼイゼイする音（ウィーゼズ、ロンカイ）がそれに相当します。一方、細い気管支で発生した音は気道内伝搬はせず、もっぱら肺内伝搬によって広がります。胸壁で聴けても口元や頸部の気管上では聴かれない場合は、末梢で発生した音だとわかります。

◆肺のなかの音速

気道内伝搬の音速はどのくらいでしょうか。デビッド・ライスは、上気道と気管内では、空気中（自由音場）の音の速さと同じ毎秒340ｍであるが、直径1～25㎜の気道内では毎秒268±44ｍであったとしました[43]。

それでは肺内伝搬の場合はどうでしょうか。

音の教科書には、筋肉のなかを伝わる音の速度は、毎秒1，500mと記載されています。これは水のなかを伝わる速度と同じです。よく読んでみると、超音波を使って調べた速度なのです。もちろん、超音波の体内の速度はおよそ毎秒1，500mで間違いはありません。

しかし、超音波は数百万Hz。われわれが聴く20～20，000Hzとは桁が違います。とくに聴診器で聴いている肺や心臓の音の高さは、たかだか1，000Hz程度までのものです。このような可聴領域の周波数の音でも、こんなに速いのでしょうか。かつて、心臓の音について興味深い論文[44]が出ました。ファーバーは僧帽弁の発する音を胸壁に複数のマイクロホンを置いて同時に記録すると、わずか数cmしか離れていないのに到達する波形に数ミリ秒（ms）の差を認めました。音速が毎秒1，500mとすれば、これほどの差が出るはずはなく、この差は胸壁の表面を伝わる「表面波」をとらえているからに違いない、というものです。

皆さんが知っているように、地下深くに発生する地震の波は、地表の観測点に向かって最初は速度の速い縦波（Ｐ波）が、それを追って横波（Ｓ波）が伝わります。それとは別に、震源のすぐ真上にある地表（震央といいます）から、表面をゆっくり円形に広がってゆく表面波（surface wave）があります。池に小石をポトンと落とすと、そこからさざ波が輪になって広がるのを見たことがあるでしょう。これが「表面波」です。「表面波」が広がる速度は、さざ波の広がりを見てもわかるように、水中や地中の音の伝わる速度よりもはるかに遅いものです。ヒトの身体でも同じです。筋肉内の音の速度を毎秒１，５００ｍと信じていれば、「表面波」ではないかと考えたのも当然です。

（43）　Rice DA, Rice JC: Central to peripheral sound propagation in excised lung. J Acoust Soc Am 82: 1139–44, 1987
（44）　Faber JJ, Burton AC.: Spread of heart sounds over chest wall. Circ Res 11: 96–107, 1962

◆肺のなかの音速は毎秒数十ｍ

それでは、本当はどのくらいの速度なのでしょうか。ここでは、肺のなかを伝わる音の速度について考えることにします。

アメリカのライス(45)は、ウマから摘出した肺を膨らませて、その片方の端で火花を散らして、伝わる音を反対側につけたマイクロホンで拾って、毎秒28～59ｍであったと報告しました。膨らんだ馬の脇に立つ彼のスライドを見て、馬の肺の大きさにびっくりしたものです。

ライスの報告とほとんど同じときに、クレイマン(46)もヒトの肺について同様の報告をしました。

私たち(47)は、彼らとは違って、気管支のなかで発生する音が胸壁までどう伝わるかを調べました。ファーバーがいうように、音の発生源から直接到達したもの（直達波）ではなく、表面波なのかをはっきりさせなければなりません。そこで麻酔したイヌの気管支

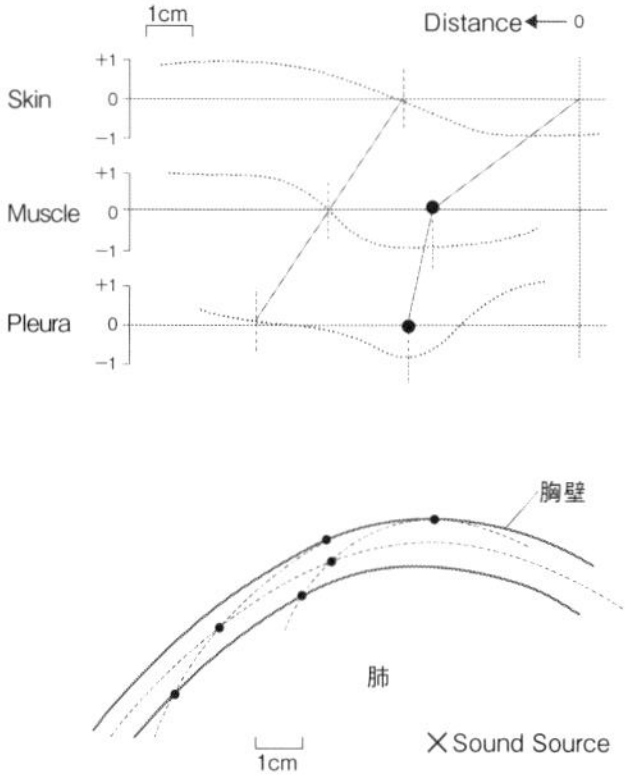

図 49：胸壁各層の位相と推定される波面

（本文注釈 47 より引用）

のなかに手作りの小さな電極を置いて放電させ、その音を胸壁上で記録しました。次に同じ部位で肋間筋、壁側胸膜とマイクロホンの位置を掘り下げていき、そこでも音を記録しました。その結果は、放電音（音源）の胸壁上でとらえる音は、胸壁面に広がってきた表面波ではなく、まさしく音源からの直達波でした（図49）。さらに、直達波としての肺内の伝播速度と胸壁内の伝播速度は、それぞれ平均毎秒71・7ｍおよび29・6ｍでした。今日、可聴領域の音の肺内伝播速度は毎秒数十ｍのオーダーであり、

（45）Rice DA: Sound speed in pulmonary parenchyma. J Appl Physiol 54: 304–308, 1983
（46）Kraman SS: Speed of low-frequency sound through lungs of normal men. J Appl Physiol 55: 1862–1867, 1983
（47）工藤翔二：イヌ気管支内火花放電音の胸壁上波形と肺・胸郭系の音響伝播に関する実験的研究．日医大誌 59: 323–334, 1992

高周波ほど速い（周波数依存性）ことはほぼ一致した見解となっています。

◆肺内の音速が周波数に依存する理由

なぜ、音速が周波数に依存するのでしょうか。それは生体組織がバネやゴムのような弾性体とは違って、粘弾性体という生体組織の物性に拠っているからなのです[48]。バネやゴムでは速い遅いの時間にかかわらず、一定の力を加えると一定の伸び縮みをします。それをヤング率といいますが、粘弾性体では、ヤング率が一定の値ではなく、「時間の関数」になっているのです。

いささか難しいので、わかりやすく説明しましょう。

繰り返しになりますが、バネやゴム（弾性体）は力を加えればそれに応じて伸び縮みしますが、生体組織はそれに粘性という要素が加わっています（粘弾性体）。粘土は勢

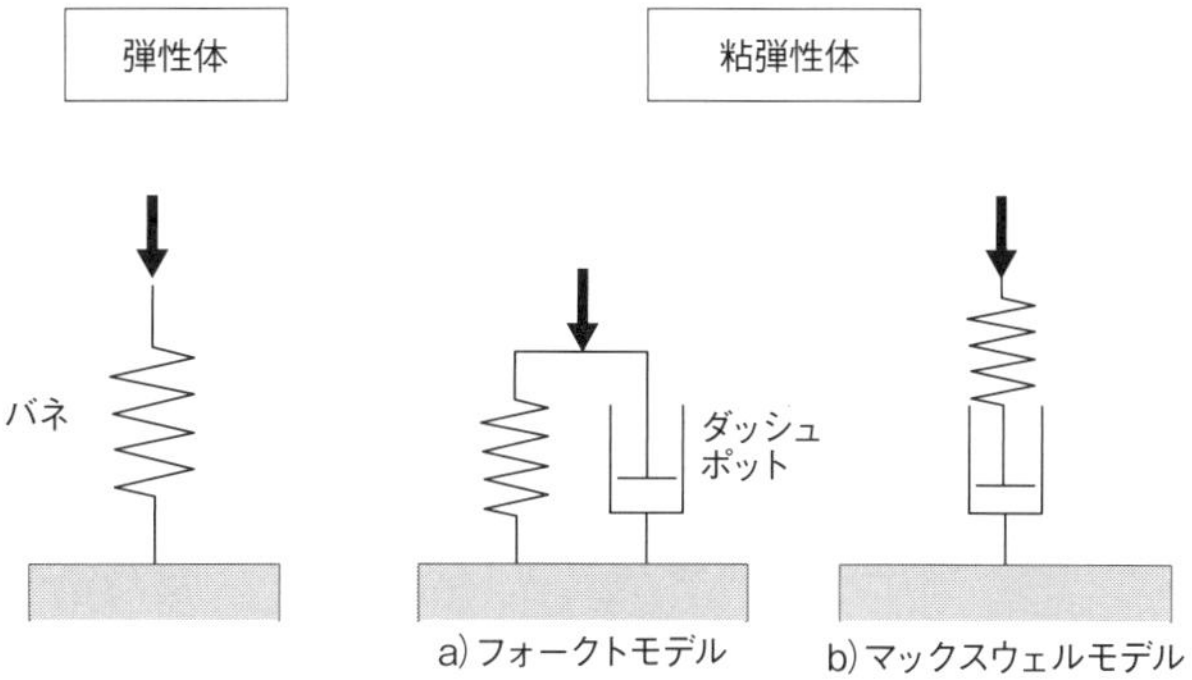

図 50：弾性体と粘弾性体のモデル

いよく叩くと硬く跳ね返しますが、時間をかけて圧力を加えると変形します。これが粘性です。図50に示すように、モデルでは弾性はバネ、粘性はダッシュポットでよく表されます。粘弾性体は、バネとダッシュポットの組み合わせです。組み合わせには直列（マックスウェルモデル）と並列（フォークトモデル）がありますが、詳細は割愛します。

　超音波のように周波数（振動数）が大きいと粘性は作用せず、反応はもっぱら弾性だけになります。生体内を伝わる超音波の速度が海水とほぼ同じにな

（48）　von Gierke HE, Oestreicher HL, Franke FK, Parrack HO, von Wittern WW: Physics of vibration in living tissues. J Appl Physiol 4: 886–900, 1952

る理由です。一方、私たちが聴いているようなはるかに低周波の音では、粘性が大きく作用します。そのために音の速度はずっと遅くなるのです。

◆音速が遅いからわかる音の方向

「ステレオ聴診器」という不思議な聴診器を見たことがありますか。

そもそも、音がどちらの方向から来たかをわかるのはなぜでしょうか。両方の耳の距離はおよそ15㎝といわれます。そんな短い距離でも、音の到達するわずかな時間差（位相差）や音の大きさの差によって、音が右方向から来たのか、左方向から来たのかを識別をしています。

ステレオ聴診器は聴診器のチェストピースの振動板を二つに分けて、それぞれを別々な管で左右の耳に届けます（図51）。ステレオ聴診器のチェストピースを手のひらに当

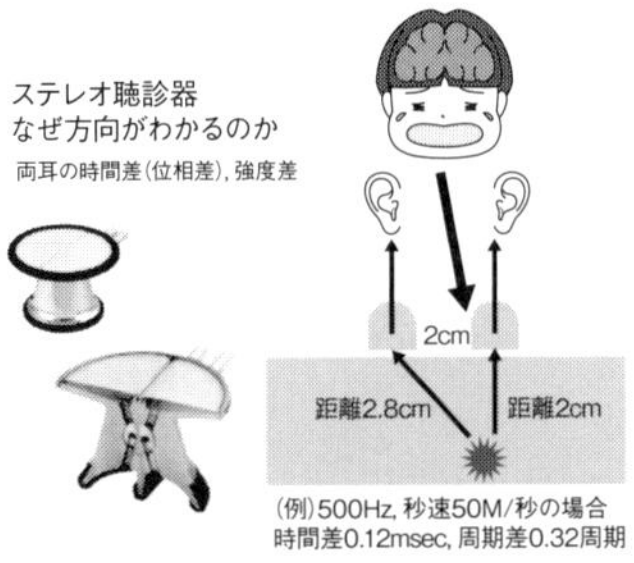

図51：ステレオ聴診器（ケンツメディコ社製）による方向認識

てて、裏側の手の甲を別の手の指で左右に擦ると、音が左右に動くことが確かにわかります。

それにしても、左右の振動板の中心の距離はわずか2㎝程度です。そんなわずかな距離で音の時間差（位相差）が生じるのでしょうか。胸壁面から2㎝離れた肺のなかで発生した音が、500Hz、毎秒50mとした場合の時間差は0・12秒、位相差は0・32周期となります。このくらいの時間差や周期差があれば人は方向を認識することができるのです（図51）。

いうまでもなく、音の速度が毎秒340mの空気中では、たった2㎝離れているだけでは方向性を認知することはできません。ステレオ聴診器が成り立つのも、筋肉や肺のなかの音の速度が遅いからなのです。

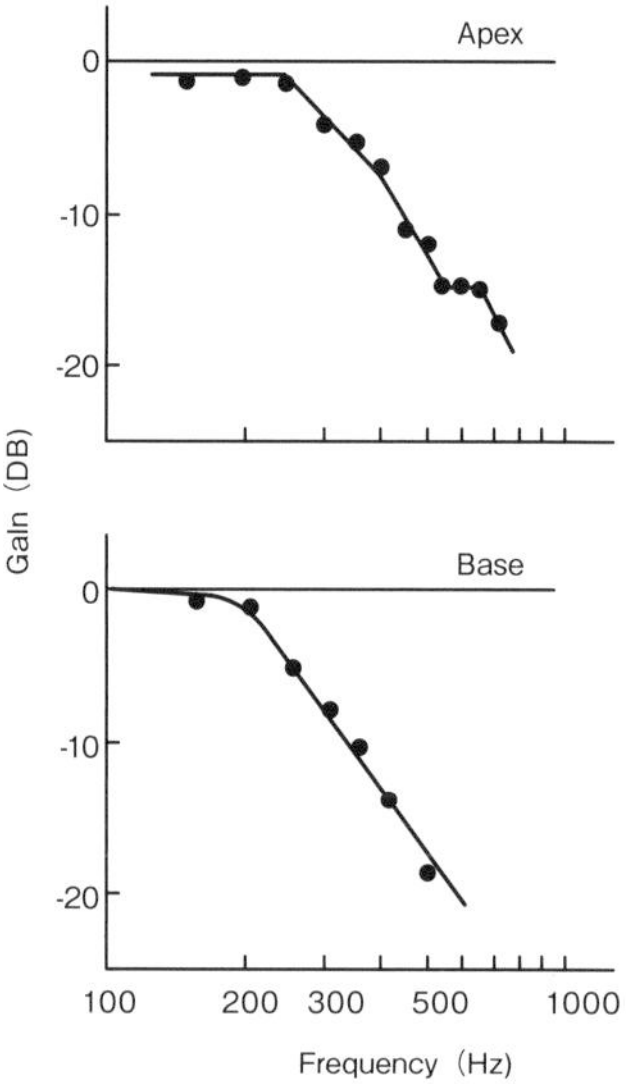

図 52：口腔から入れた白色雑音の肺尖部，肺底部での出力

（本文注釈 49 より引用）

◆肺は高い音を通しにくい

肺は音の通過に関して、もう一つ重要な特徴をもっています。高い音を通しにくい性質です。口から小さなスピーカーを使ってすべての周波数が均等に入っている白色雑音（FM放送のチャンネルの間に聴こえるシャーという雑音です）を入れて、胸壁の上のマイクロホンで記録すると、ある周波数を超えると高くなるほど弱くなります（図52）。正確には、1オクターブ上がるごとに12 dB（デシベル（音の強さの単位）小さくなります。肺は高域遮断型（あるいは低域通過型）のフィルターの性質をもっているのです。この性質が、肺の聴診では重要な意味をもってきます(49)、(50)。

(49) 渋谷惇夫、塩谷直久、竹澤祐一、工藤翔二、三上理一郎：ホワイトノイズを用いた呼吸器系の音響伝達特性の検討．日胸疾会誌 25: 428-434、1987

(50) 塩谷直久、竹澤祐一、三上理一郎、工藤翔二、渋谷惇夫：口腔から与えた音による呼吸器系の音響、伝播の検討．日胸疾会誌 22: 125-130, 1984

第6章　胸壁上で聴かれる呼吸音の話

◆ 気管支呼吸音

胸をはだけて胸骨（胸板）の両側で肺の音を聴くと、頸部で聴かれる気管呼吸音より音の大きさは小さいですが、性質の似た音が聴かれます。吸気（吸う息）の音だけでなく、少し小さいですが呼気（吐く息）の音も聴こえるのが特徴です（図53）。前だけでなく背中側でも同様の位置で聴くことができます。この音は、気管が左右の主気管支に分岐するあたりで聴かれる「気管支呼吸音」と名付けられています。気管が左右の主気管支に分岐するあたりの太い気管支のなかでは、乱流が流れています。その乱流が発する音が肺をあまり長い距離を通さずに胸壁に伝わって、私たちに聴こえてくるのです。肺の聴診で、なぜこの気管支呼吸音を知っておくことが大切なのかは、次を読んでいただくとわかります。

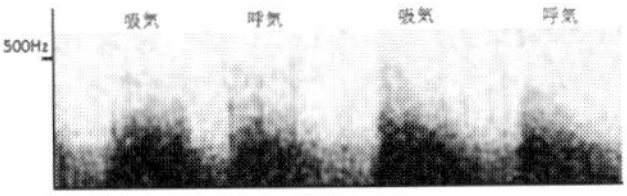

図 53：気管支呼吸音のサウンドスペクトログラム

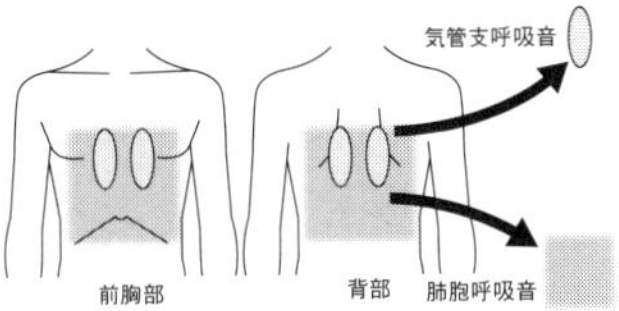

図 54：気管支呼吸音と肺胞呼吸音の聴かれる部位

◆ 肺胞呼吸音とその異常

● 肺胞呼吸音とは何か

太い気管支から遠く離れた、たとえば背中の下のあたりで肺の音を聴くと、様相はまったく違ってきます。息の音は小さく低い音になり、しかも吸気の音は聴こえても吐くときの音はほとんど聴こえません。これを「肺胞呼吸音」と呼んでいます（図 54）。

この肺胞呼吸音について、昔の教科書[51]では「氣胞内ニ入リタ空氣ガ方向転換ニヨリテ

(51) 八田善之進、蘆田光二：打診と聴診、金原商店、1934

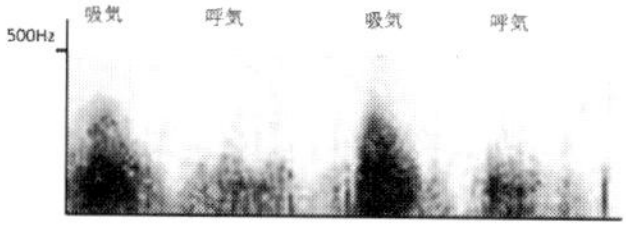

図 55：肺胞呼吸音のサウンドスペクトログラム

渦状ヲナシテ氣胞内壁ニ衝突スル為メニ発スル音」と書かれています。肺胞には気流は存在せず、分子拡散で広がることを前に述べました。現在のように、呼吸生理学が発達していなかった時代の理解です。

　肺胞呼吸音は、気流の存在しない肺胞から発する音ではなく、太い気道の乱流によって発した音が、とりわけ高い音を通しにくい肺のなかを伝わってくるときに吸収されて、音が小さく、低くなって聞こえるのです。

　前述のように、肺胞呼吸音は、息を吸うとき（吸気）の音は聴こえても、吐くとき（呼気）の音が小さく、時にはほとんど聴こえません（図55）。なぜなのでしょうか。クレイマン[52]は、10 cm離れた胸壁上二箇所から同時に肺胞呼吸音を計測し、その差引の値が吸気より呼気で有意に大きいことから、吸気の呼吸音は胸壁に近い比較的末梢で呼気の呼吸音は胸壁から離れた、より中枢側で発生しているとしました。

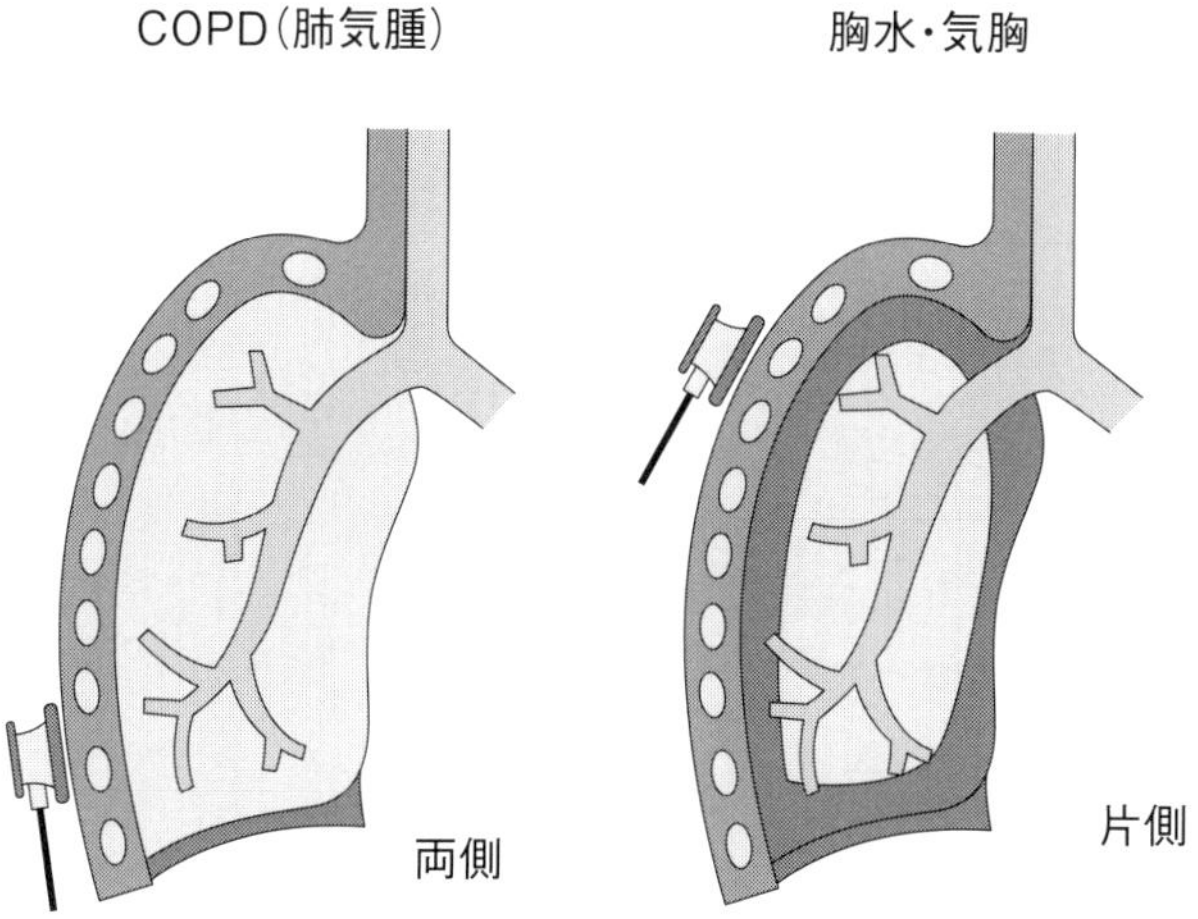

図 56：肺胞呼吸音が小さかったり，聴こえない場合

● 肺胞呼吸音が聴こえない

肺胞呼吸音の異常は二つあります。一つは、本来聴こえるはずの肺胞呼吸音が聴こえなかったり、小さくなっている場合です。もう一つは、本来は肺胞呼吸音が聴こえるべき部位で、気管支呼吸音が聴かれる場合（気管支呼吸音化）です。

まず、肺胞呼吸音が聴こえなかったり、小さくなっている場合を考えてみましょう

（52）Kraman SS: Determination of the site of production of respiratory sounds by subtraction phonopneumography. Am Rev Resp Dis 122: 303–309, 1980

（図56）。

①気管支閉塞、胸水・気胸の肺胞呼吸音の低下

左右の片側だけ呼吸音が聴こえない。そんな場合に遭遇したときには、音が聴こえない側にそもそも気流が存在しない場合と、気流があっても音が胸壁まで伝搬しない場合の二つが考えられます。『エア入り良し』。看護師がよく使う言葉ですが、「エア入り」とは言い得て妙と感心させられます。「気管支が閉塞しているのではないか」と、まず疑うでしょう。

もう一つは、胸膜炎のような胸腔に水が溜まったり（胸水貯留）、胸腔に空気が溜まった（気胸）のではないかと疑います。どちらも音の伝達を阻害しますが、溜まっているものが水と空気の違いがあるので、打診の出番です。胸水貯留では鈍い音（濁音）が、気胸では明るい響き（鼓音）がします。聴診と打診をうまく使い分けましょう。

②COPD（肺気腫）の肺胞呼吸音の低下

左右で同じように肺胞呼吸音が小さくなっている場合に一番考えやすいのは、COPD（肺気腫）です。肺気腫では肺胞が壊れて気腔が大きくなり、音を通しにくくなっているためと考えられてきました。

しかし、プロイ・ソンサン[53]は、キセノン換気シンチグラフを用いた測定で、COPD（肺気腫）の呼吸音の強さは、音の伝達より局所換気（流速）に依存した音の産生の方が重要な要因としました。その後スクルール[54]やわが国の石松ら[55]は、COPDでも同じ気流速度では呼吸音の強さは健常者と変わらず、伝達ではなく気流速度の低下によるとして、

（53）Yongyudh PloySongSang, Pare JAO, Macklem PT: Correlation of regional breath sounds with regional ventilation in emphysema. Am Rev Respir Dis 126: 526–529, 1982

（54）Schreur HJ W, Sterk PJ, Vanderschoot J, van Klink HCJ, van Vollenhoven E, Dijkman JH: Lung sound intensity in patients with emphysema and in normal subjects at standardised airfiows. Thorax 47: 674–679, 1992

（55）Ishimatsu A, Nakano H, Nogami H, Yoshida M, Iwanaga T, Hoshino T: Breath sound intensity during tidal breathing in COPD patients. Intern Med 54: 1183–1191, 2015

これを支持する結果を報告しています。

● 肺胞呼吸音の気管支呼吸音化

本来は肺胞呼吸音が聴こえなければいけないはずの部位（たとえば肺下部）で、気管支呼吸音が聴かれることがあります。肺胞呼吸音の「気管支呼吸音化」と呼ばれます。これは太い気道に発生した乱流騒音が、胸壁まで伝搬しやすくなっていることを想像しなければなりません。どのようなときに伝搬しやすくなるのでしょうか。ひとことでいえば、肺炎などで肺が硬くなった場合です（図57）。肺胞呼吸音と気管支呼吸音を聴き分けることは、肺の聴診ではとても大切なのです。

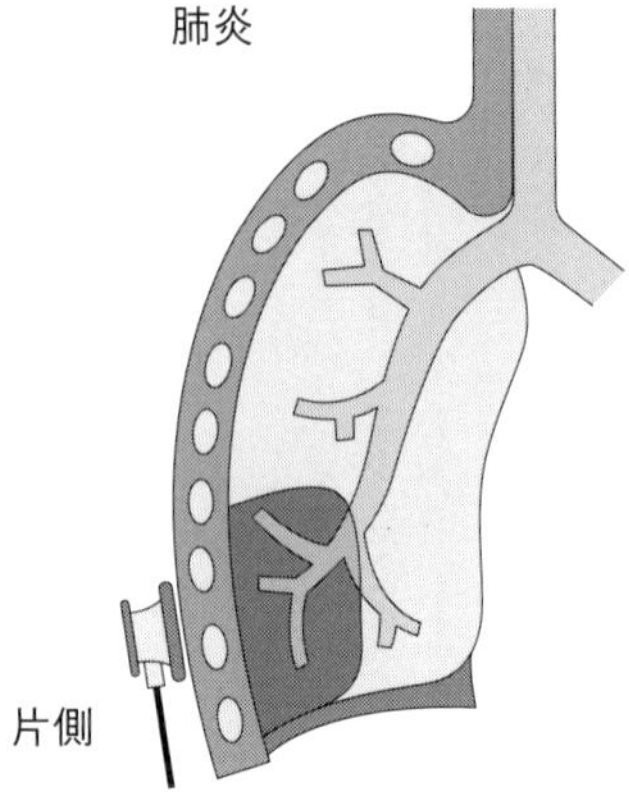

図57：肺が硬くなると音の伝搬がよくなって気管支呼吸音化する

2020年から3年ほど、世界でCOVID-19が蔓延しましたが、少し前には新型インフルエンザが蔓延しました。不幸にも肺炎で亡くなる方の多くは、通常の細菌性肺炎とは異なり、急性呼吸窮迫症候群（ＡＲＤＳ）という肺全体が硬くなる急性間質性肺炎の状態になります。このような状態では、胸部全体で気管支呼吸音が聴かれるようになります。

１００年余り前（１９１８〜１９２０年）に、「スペイン風邪」と呼ばれたインフルエンザが世界中に広がりました。世界中で5億人が感染したとされ、死者数は１，７００万人〜５，０００万人との推計があります。当時の陸軍第一病院（現在の国立国際医療研究センター）の４７０例の診療録が最近、調べられました[56]。１００年以上前の診療録が保存されていたことに驚くとともに、毛筆で書かれた膨大な記録を解析された努力に頭が下がるばかりですが、私が注目したのは**表4**です。死亡者8例中5例（62・5％）に聴診で気管支呼吸音が聴かれており、生存した患者より有意に多いことです。当時は、

(56) Kudo K, Manabe T, Izumi S, Takasaki J, Fujiku Y, Kawana A, Yamamoto K: Markers of Disease Severity in Patients with Spanish Influenza in the Japanese Armed Forces, 1919–1920. Emerg Infect Dis 23: 662–664, 2017

表 4：スペイン風邪入院患者の聴診所見

	死亡者	重傷度（入院日数）による　n＝462			
臨床所見	n＝8	＜10d, n＝131	11～20d, n＝161	＞21d, n＝170	p 値
複雑音　　n（%）					
断続性ラ音	8（100.0）	45（34.4）	96（59.6）	141（82.9）	＜0.001
連続性ラ音	8（100.0）	75（57.3）	121（75.2）	144（84.7）	＜0.001
胸壁上の気管支呼吸音	5（62.5）	7（5.3）	13（8.1）	27（15.9）	0.002
胸膜摩擦音	2（25.0）	2（1.5）	6（3.7）	21（12.4）	＜0.001

（本文注釈 56 を基に筆者作成）

急性呼吸窮迫症候群（ＡＲＤＳ）という概念はありませんが、昔の医師がいかに聴診を大切にし、正確に聴き分けていたかを知ることのできる貴重な資料です。

第7章　ラ音を知ろう

ラ音は健常者でも聴かれる呼吸音に対して、通常は聴かれない副雑音の中心をなす音です。ラ音以外の副雑音については後に述べることにします。

1985年の国際肺聴診セミナーで、古くから日本で使われてきた湿性ラ音、乾性ラ音という用語を廃して、音響用語として欧米で用いられている断続性ラ音、連続性ラ音という用語に置き換えたことは、すでに述べました。

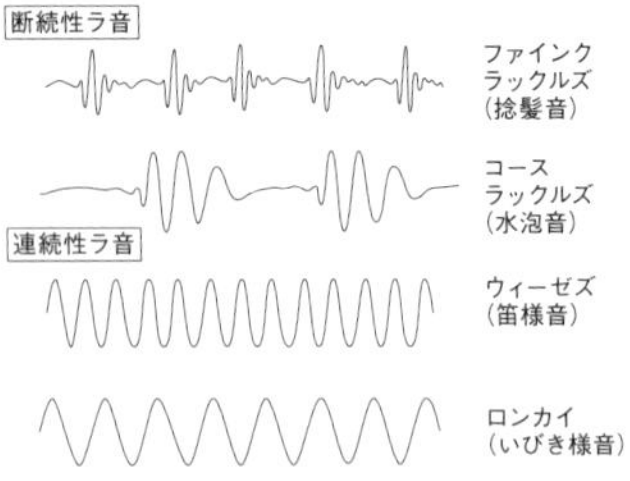

図 58：4 つのラ音の時間軸拡大波形

ここでは断続性ラ音であるファインクラックルズ（fine crackles、捻髪音）、コースクラックルズ（coarse crackles、水泡音）、連続性ラ音であるウィーゼズ（wheezes、笛様音）、ロンカイ（rhonchi、いびき様音）について見てみましょう（図58）。

いうまでもなくこの四つのラ音は、ラエンネックの四つのraleです。ここでは、国際肺聴診セミナーの英米の用語（カナ）と日本語名を併記しています。英米では音については複数形で示すのが常のようです。つまりsoundではなく、soundsなのです。rhonchiはrhoncusの複数形です。

◆断続性ラ音

断続性ラ音は前述のように、かつては湿性ラ音と呼ばれていました。断続性ラ音には、ファインクラックルズ（捻髪音）とコースクラックルズ（水泡音）があります。クラック（クラックル）の元々の意味は何かがひび割れるときの音をあらわした擬音です。どちらも、プツプツとかブツブツとか、断続的な音（パルス状の音）が複数聴こえることがクラックルズといわれるゆえんです。

個々のクラックルはパルス状の音ですから、持続時間は短く、数ミリ秒（ms）です。**図59**の右側にその波形を示しています。サウンドスペクトログラムでは、継続時間は短

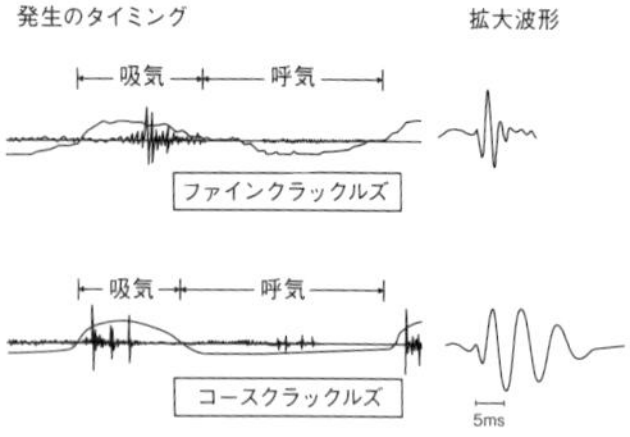

図59：断続性ラ音の発生のタイミングと時間軸拡大波形（捻髪音fine cracklesと水泡音coarse crackles）

く、周波数が縦に伸びた1本の線で示されます。この二つは、発生のメカニズムが異なります。そのために、聴き分けることが大切なのです。音の性質も違いますが、発生するタイミングに特徴があります。どちらも基本的に息を吸ったとき（吸気）に発生しますが、ファインクラックルズ（捻髪音）は、吸気の終わりのほうに発生して、終わりまで聴かれます。コースクラックルズ（水泡音）は、吸気の初めのほうで発生して吸気の終わりまで続くことはありません。[57]

もう一つの違いは、一つ一つのクラックルの波形です。マーフィー博士が提唱した時間軸拡大波形でみると、ファインクラックルズ（捻髪音）の波形は周期が短く、コースクラックルズ（水泡音）の波形は周期が長いのです（図58、図59右）。言い換えれば、プツプツとより高い音か、ブツブツと低い音かの違いです。

◆ファインクラックルズ（捻髪音）

近年の肺音研究で、ファインクラックルズほど掘り下げられたラ音はありません。どのような音でしょうか。

前述のように、ファインクラックルズは吸気の終わりのほうに出現する、プツプツという比較的高い音です（図60）。ベルクロラ音という言葉を聞いた方もいるかもしれません。ファインクラックルズの俗語です。ベルクロというのはベルクロ社が製造している面ファスナー（マジックバンド）のことです（図61）。ファインクラックルズがマジックバンドをはがす音に似ていることから、メイヨークリニックのデレミー博士[58]が、わずか

(57) Nath AR, Capel LH: Inspiratory crackles-early and late. Thorax 29: 223–227, 1974
(58) De Remee RA: The Velcro Rale. Minn Med 52: 1827, 1969

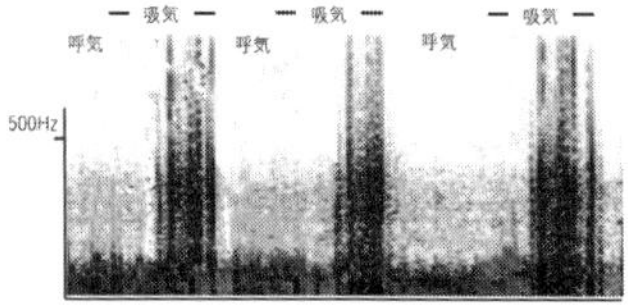

図 60：ファインクラックルズ（捻髪音）のサウンドスペクトログラム

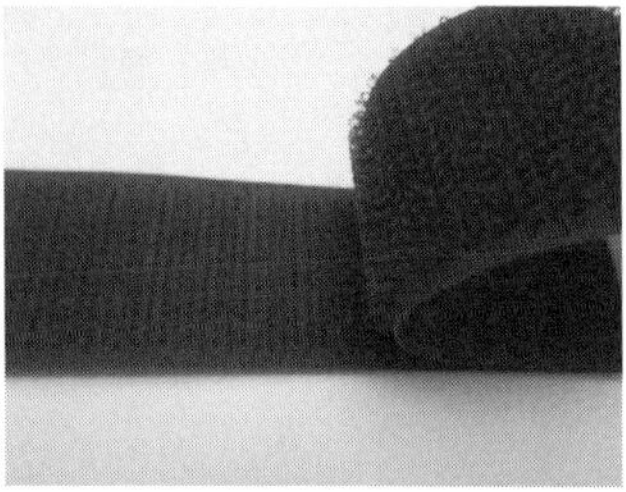

図 61：面ファスナー（マジックバンド）

1頁の論文を掲載し、それが日本に伝わって、あっという間に広がってしまいました。あくまで、俗語として覚えておきましょう。

● ファインクラックルズが聴こえる疾患と聴こえない疾患

ファインクラックルズの研究が進んだのは、間質性肺炎をはじめとするびまん性肺疾患の研究が発展したからです。ファインクラックルズはどのような疾患で聴こえるのでしょうか。特発性間質性肺炎、膠原病肺、石綿肺、過敏性肺炎、ARDS、肺水腫（初期）などです。共通するのは肺胞と肺胞の境である間質に病変がある場合です。ファインクラックルズを確実に聴くには、息をできるだけ吐き出させてから吸気させるといいでしょう。

では、胸部X線やCTでびまん性の陰影が見られるのに、ファインクラックルズが聴こえない場合はどんな疾患でしょうか。サルコイドーシス、粟粒結核、がん性リンパ管症などがあります。共通するのは、肉芽腫性疾患やがんの浸潤です。

●胸部X線写真より感度が高いファインクラックルズ

健診では胸部の診断にX線写真が使われます。もちろん聴診も行われますが、X線写真のほうが肺の異常の発見には感度がよいと思うでしょう。たしかに、肺がんや結核などではその通りです。しかし、聴診のほうが感度の高い場合もあります。それは、間質性肺炎・肺線維症です。図62は、石綿工場従業員の働いた期間（年数）と胸部X線写真の異常、および聴診によるファインクラックルズの検出を比較して示しています[59]。ここに示すように、ファインクラックルズの出現のほうが、X線の異常より早期に認められ

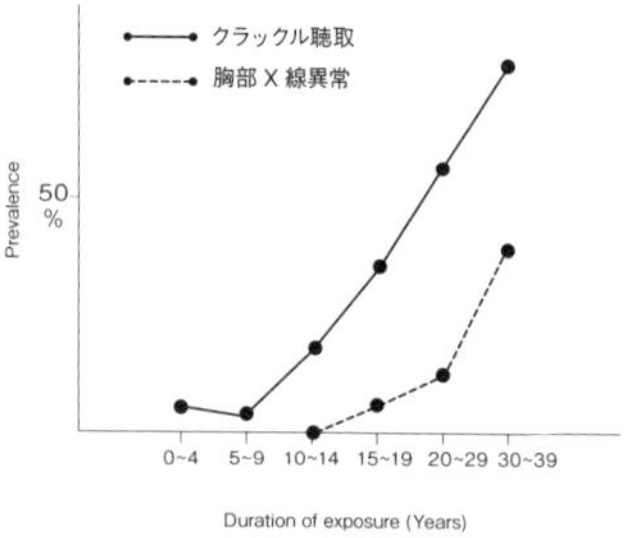

図 62：石綿工場従業員の就業年数と胸部 X 線異常とクラックル聴取

（本文注釈 59 より引用）

ています。どうやら健診では間質性肺疾患の検出には聴診のほうが勝っているようです。

●ファインクラックルズは重力の影響を受ける

ファインクラックルズは重力の影響を受けます。

肺はつり下がったゼンマイのように、上部（肺尖部といいます）の肺胞は伸びて大きく、下部（肺底部といいます）のほうは潰れ気味で小さくなっています。間質性肺炎のファインクラックルズは、肺底部のほうがよく聴こえます。横になる（側臥位）と下になった側でよく聴かれます。これは重力の影響によるものです。また普通の呼吸（安静呼吸）で聴かれなくても、息を目一杯吐いて、それから吸うとよく聴こえるようになります。こうした臨床上の観察は、後述するファインクラックルズの発生メカニズムに深く関連しています。

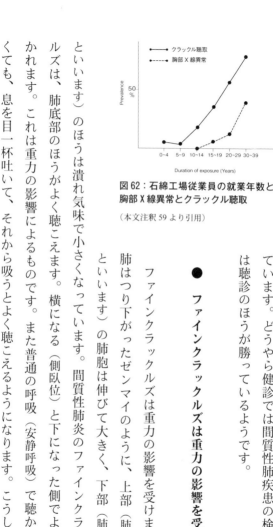

● ファインクラックルズ発生のメカニズム

ファインクラックルズがなぜ発生するのかを理論的に明らかにしたのは、流体力学を学んだフレドバーグとマサチューセッツ工科大学のフォルフォードです[60]。

2人は、間質性肺炎の肺が硬くなって、呼気の際に塞がった末梢の気道が吸気で開くときに時間が遅れ、前後に圧の差が生じて、気道が開放する際に圧力が一気に解消するとクラックルが発生することを理論的に明らかにし、応

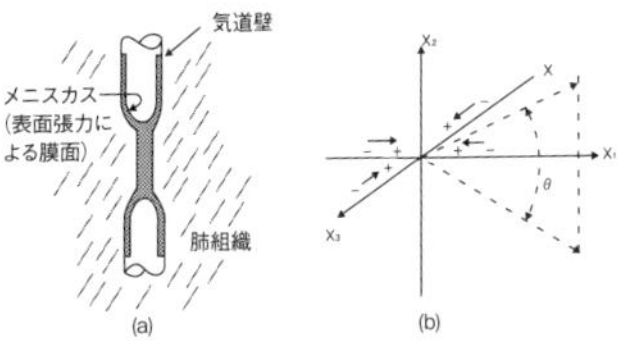

図63：応力緩和4極モデル
a：末梢気道の閉塞
b：応力の方向（ベクトル）
（本文注釈60より引用）

(59) Shirai F, Kudoh S, Shibuya A, Sada K, Mikami R: Crackles in asbestos workers–Auscultation and lung sounds analysis. Br J Dis Chest 75: 386–396, 1981

(60) Fredberg JJ, Holford SK: Discrete lung sounds; crackles (rales) as stress-relaxation quadrupoles. J Acoust Soc Am 73: 1036–1046, 1983

力緩和４極モデル（Stress-Relaxation Quadrupoles theory）を提唱しました（図63）。

日本では棟方充[61]が、摘出したイヌの肺をボックス内で外から陰圧によって膨らませ、肺胞内の気圧の陰圧が一気に解消するタイミングでクラックルが発生することを示し、フレドバーグらの考えを実験的に証明しました（図64）。

間質性肺炎が進行するとファインクラックルズは吸気だけではなく、呼気にも聴かれ

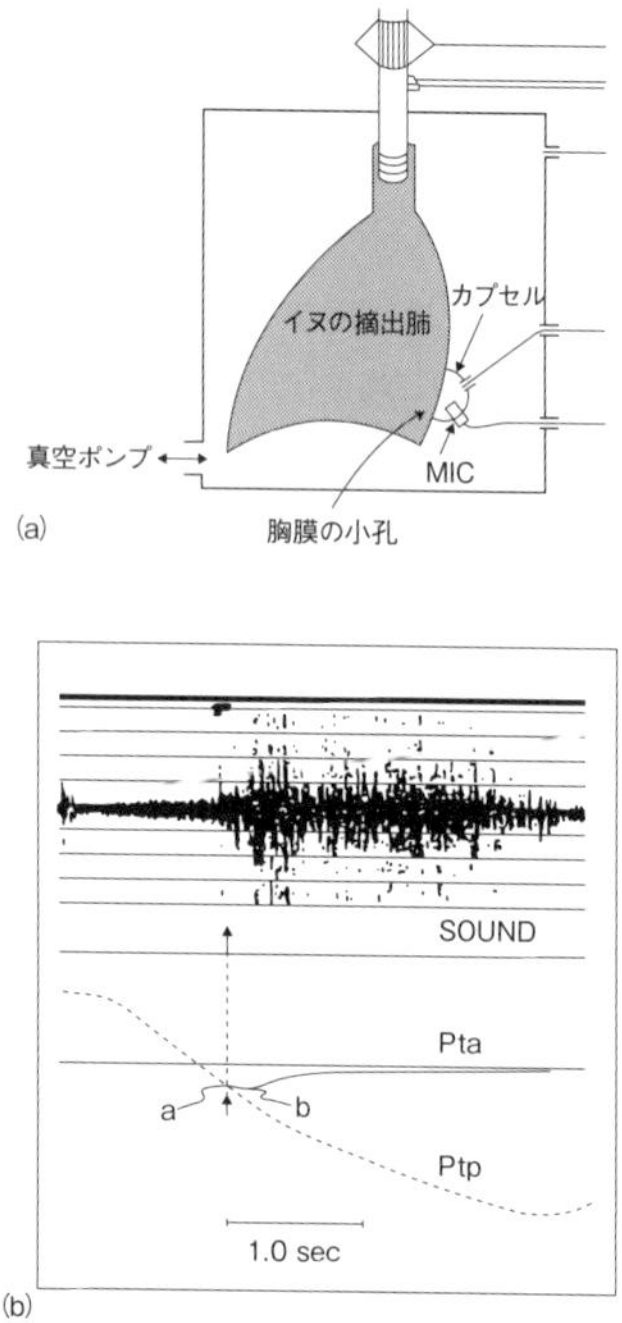

図 64：イヌ摘出肺を用いた棟方らの実験
a：実験装置の概略．ボックス内のイヌ摘出肺をポンプで収縮させ，肺胞内圧を発生する音を記録．
b：肺胞内圧の変化（上図）と音の発生（下図）．陰圧が解消されるタイミングで音が発生している．

（本文注釈 61 より引用）

ることがあります。マーフィー博士らは呼気のファインクラックルズの発生メカニズムも、吸気のクラックルと同様に、応力緩和4極モデル理論で説明できるとしました[62]。進行した間質性肺炎では、呼気時にも末梢気道閉塞の開放が生じてクラックルが発生しますが、吸気時のクラックルとは波形の位相が逆転します。

◆コースクラックルズ（水泡音）

コースクラックルズは、ファインクラックルズとは前述のように音の発生するタイミングや音の性質が異なります。吸気の初期に発生し終末まで続くことはありません。ま

（61）Munakata M, Homma Y, Matsuzaki M, Ogasawara H, Tanimura K, Kusaka H, Kawakami Y: Production mechanism of crackles in excised normal canine lung. J Appl Physiol 61: 1120–1125, 1986
（62）Murphy R, Vyshedskiy A, Alhashem RM, Paciej R, Ebril M: Mechanism of expiratory Crackles. Chest 128（4_MeetingAbstracts）: 250S, 2005

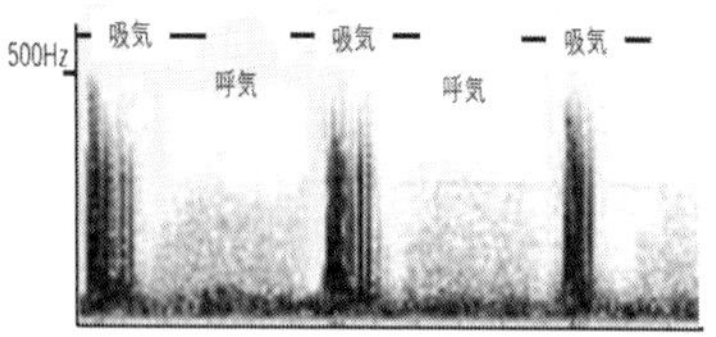

図65：コースクラックルズ（水泡音）のサウンドスペクトログラム

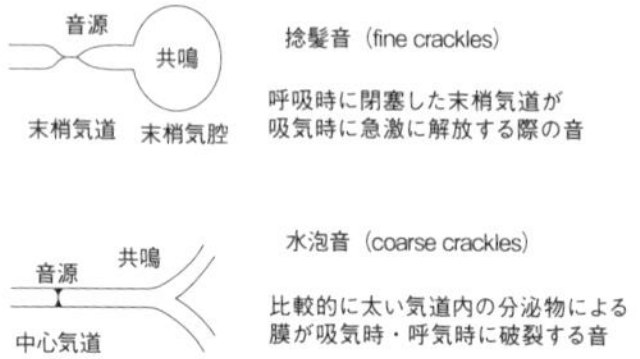
音源
共鳴
末梢気道
末梢気腔
捻髪音（fine crackles）
呼吸時に閉塞した末梢気道が
吸気時に急激に解放する際の音
共鳴
音源
中心気道
水泡音（coarse crackles）
比較的に太い気道内の分泌物による
膜が吸気時・呼気時に破裂する音

図66：断続性ラ音のまとめ

た、音はより低く、クラックルの数もまばらです（図65）。

覚えておいてほしい点として、コースクラックルズがよく聴かれる疾患には、慢性気管支炎、気管支拡張症、びまん性汎細気管支炎（DPB）、肺水腫の末期などがある点です。共通しているのは、気道の分泌が盛んな、言い換えれば痰の多い疾患です。

日本では阿部ら[63]が、イヌの気管支内に少量の造影剤を置いた動物実験によりコースクラックルズの発生機序と気道伝搬することを明らかにしました。コースクラックルズは気道内の分泌液が気流によって振動するときに発生する音なのです（図66）。

コースクラックルズは、咳をさせて痰が出た後には消失することがあります。これはファインクラックルズでは起こらない現象なので、両者の区別に役立ちます。

◆クラックルの波形はなぜ後ろの周期が長い

クラックルの波形が図58、図59のように、後ろのほうになるほど周期が伸びていることに気づいた方もいるでしょう。実はそこに、肺のもつ音の伝搬に関する重要な性質をみているのです。少し難しい話になりますが、辛抱してください。

第5章で、肺内を通過する音の速度は毎秒数十mと遅く、しかも高周波ほど速くなること、高い音を通しにくいことなどを話しました。ここでいう「速度」とは、正確にいえば一塊になった波の束の速度です。これを群速度（group velocity）と呼びます。一方、

（63）阿部直：不連続性ラ音の発生機序に関する実験的検討．日胸疾会誌21（増刊号）：21, 1983

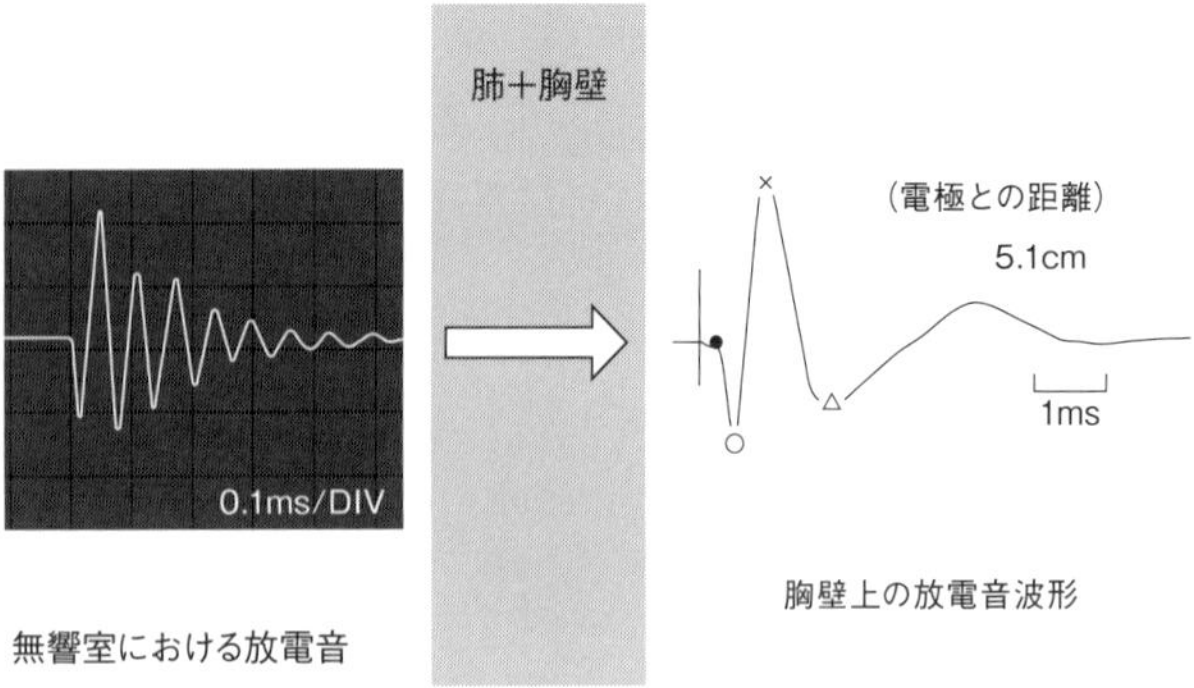

図 67：肺を通過した火花放電音

（本文注釈 47 を基に筆者作成）

一塊の波の束は複数の位相が連なったものです。位相の特定の部位の移動速度を位相速度（phase velocity）と呼びます。群速度と位相速度が同じなら何も問題はないのですが、厄介なのはこれが異なる場合です。

図67の左側は、前述（78頁、本文注釈47）のイヌの実験で用いた火花放電音を無響室（リオン社）で記録したものです。図では、周期が0・1ミリ秒（ざっと1万Hz）ほどの減衰波形（時間の経過とともに徐々に振動の振幅が減少し静止する正弦波のこと）が8周期ほど見えています。周期が後ろほど伸びるようなことはありません。これが空気中を伝わる火花放電音の正体です。

一方、この火花放電音が肺と胸壁を通過した図の右側の音の波形はまったく違っています。周期は１ミリ秒程度（１０００Hz程度）となり、しかも波形の後ろほど伸びています。波形の後ろほど周期が伸びるのは、短周期の位相速度が速く、長周期の位相速度が遅いことを示しています。肺・胸郭は、周期によって位相速度が異なる「分散」という性質があるからです。

自然界で見かけるのは、地震波動の表面波です。P波（縦波）、S波（横波）に続くのが表面波です。地震の表面波では、周期の長いほうが速度が速く、短いほうが遅いという位相の分散を示します。肺・胸壁はその逆に周期の短いほうが速いので、正確には逆分散と呼ばれます。肺や胸壁は逆分散媒質なのです。

こうしたことを念頭に置いてクラックルの波形を見つめてみると、色々なことがわかってきます。クラックルの波形については、渋谷[64]による詳細な解析があります。いう

(64) 渋谷惇夫：断続性副雑音に関する計測および音響学的研究．奈良医学雑誌36：121–144, 1985

までもなく、クラックルの波形は発生源で記録したものではなく、あくまで発生源から離れた胸壁上で記録したものです。ファインクラックルズとコースクラックルズの発生源での波形はどのようなものか、これも宿題として残しておきましょう。

◆ 連続性ラ音

連続性ラ音は、かつては乾性ラ音と呼ばれていました。「ピー」とか「グー」とか長く続く音です。ATSの提案では250ミリ秒以上続く音とされています。サウンドスペクトログラムでみると、**図68**のように一定の周波数で横方向（時間軸）に長い線で表されます。なかにはその整数倍の周波数で横の線が重なっていることがあります。一番下の横線を基本周波数といい、人はその周波数で音の高さを感じます。整数倍の線は倍音と呼ばれます。倍音の数が多いほど音色がよくなります。

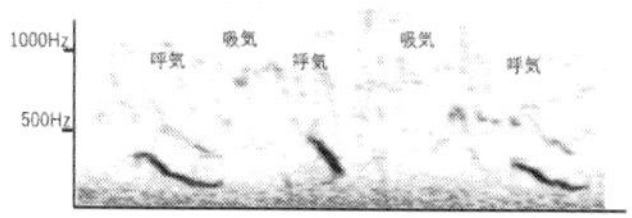

図68：連続性ラ音の例　ウィーズ（笛様音，モノホニック）のサウンドスペクトログラム

連続性ラ音は基本周波数の高さによってウィーゼズ（笛様音）とロンカイ（いびき様音）に分けられています。その分岐点は400Hzとされています。400Hzより高いものをウィーゼズ、低いものをロンカイと呼びます（この定義に従えば図68はロンカイと呼ぶべきですが）。しかしこの二つは量的な差異にすぎないため、発生のメカニズムに違いがあるのかなど、後述のように議論を残しています。

◆ウィーゼズ（笛様音）

● モノホニックウィーズとポリホニックウィーゼズ

ウィーゼズは連続性ラ音のもっとも代表的な音です。気管支喘息のような気管支が狭くなって空気の通りが悪くなったときに発生します。

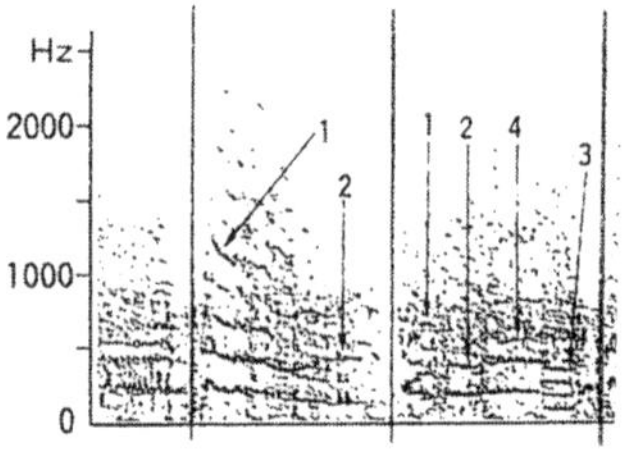

図69：ポリホニックウィーゼズのサウンドスペクトログラム

（本文注釈66より引用）

先の図68では一つのウィーズしか見られませんので、モノホニックウィーズと呼ばれています。一方、図69では、吸気には2個、呼気には4個のウィーズが見られます。これを（ランダム）ポリホニックウィーズと呼んでいます。喘息発作で見られる典型的なものです。図69中、吸気の1と記したウィーズは、250Hz前後の基本周波数と少なくとも四つの倍音が認められます。発生のタイミングと基本周波数が同じものは同一のウィーズとみなされます。

1個のウィーズは一箇所の狭窄部位から発生していますので、たくさんのウィーズが見られるものは、それだけ音の発生部位、言い換えれば気道の狭窄部位が多いということになります。

モノホニックウィーズとポリホニックウィーズとの区別は、サウンドスペクトログラフのような音の分析をすれば当然わかりますが、音色も違っています。モノホニック（ウィーズ）ではいかにも単純な楽音ですが、ポリホニック（ウィーゼズ）では弦楽多重奏のような音になることもあります。発生が一箇所ではないと知ることができます。

●ウィーゼズ発生のメカニズム

ウィーゼズは笛様音と呼ばれるように、管楽器の音によく似ています。管楽器では、横笛でも縦笛でも指で押さえる穴が開いています。この穴を指で押さえることによって、その穴の部分までの管の中の空気の柱（気柱）を4分の1周期とする高さの音が出ることになります。前述のように、フォジャクスは、喘息発作の患者さんに、酸素と窒素からなる空気の代わりに、酸素とヘリウムの混合ガスを吸わせて、ウィーゼズの音の高さが変わらないことから、管楽器のような気柱振動ではないことを示し、気道壁自身の振動によって発生すると考えました。

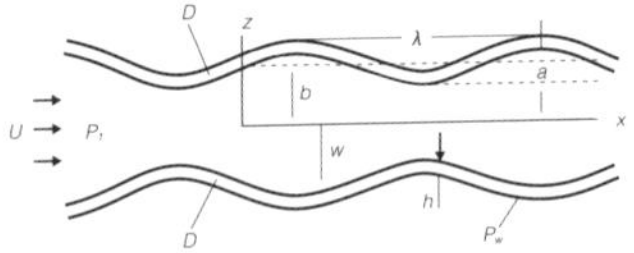

図70：グロドバーグらの気管支壁振動モデル

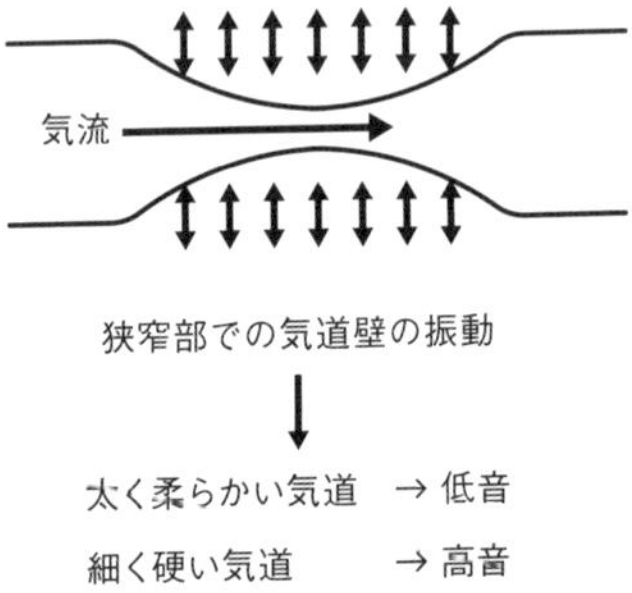

図71：気道壁の振動周期は管の太さと硬さで決まる

グロドバーグらは、これを数学的なモデルを用いて解き明かしました。彼らは図70のように弾性をもつ管壁と管内に生ずる渦流との共振を想定したモデルによって理論的な解析を行い、ウィーゼズは気道内の気流速度がある臨界値に達したときに発生するとしました(65)。

そして、気道（気管支）が太く壁が柔らかい場合には低い音が、細くて硬い場合には高い音が発生するとしました（図71）。

● ウィーゼズの胸郭内の伝搬—頸部聴診の重要性

ウィーゼズは太い気道で発生します。前述のように太い気道で発生した音は、胸壁に伝わるだけでなく、気道内を伝搬します。

図72は、頸部と右胸壁、左胸壁で同時に記録した喘息患者のウィーゼズです。発生のタイミングと基本周波数が同じ、同一のウィーゼズが、その三箇所で記録されていることがわかります。**図73**はそれらをまとめたものです。結論は、ウィーゼズの90%以上は頸部で聴くことができるということです[66]。

喘息の患者さんにおける頸部聴診はとても大

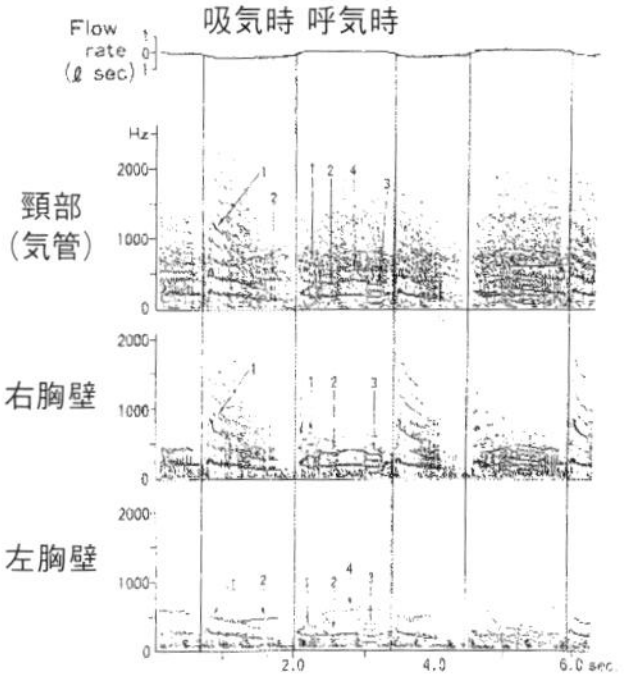

図72：頸部，左右の胸壁で同時記録した喘息発作のウィーゼズ

（本文注釈66より引用）

(65) Grotberg JB, Davis SH: Fluid-dynamic flapping of a collapsible channel: sound generation and flow limitation. J Biomech 13: 219–230, 1980

(66) 竹澤祐一、白井史朗、澤木政好、三上理一郎、工藤翔二、渋谷惇夫、相坂登：サウンドスペクトログラフを用いた肺音図法による気管支喘息患者ラ音の解析―換気動態とラ音伝播について―．日胸疾会誌 19：99–103, 1981

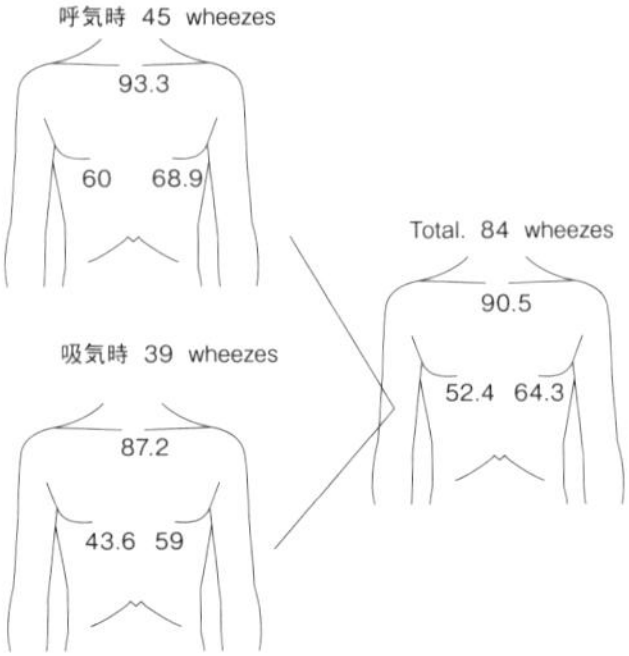

図73：頸部では90%以上のウィーゼズを聴取する

（本文注釈66より引用）

切ということがわかります。

● スクウォーク

吸気の終末に、しばしばファインクラックルズとともに「キュゥ」とか「クゥ」とかいう、響きのよい楽音が聴かれることがあります。短い連続性ラ音で、持続時間は50ミリ秒程度のものです（図74）、short wheeze, squawk, squeak などと呼ばれてきました。末梢気道病変を伴う間質性肺炎や関節リウマチに伴う細気管支炎などでしばしば聴かれます。[67] スクウォークは末梢の気道で発生するために、頸部や口元まで伝搬することはありません、これもウィーズとの鑑別に役立ちます。

● 喘息と間違いやすいモノホニックウィーズ

モノホニックウィーズは、もちろん喘息でもしばしば聴かれます。とくに、喘息発作が収まってくると、ポリホニックからモノホニックに変わります。モノホニックは一箇所だけの狭窄ですから当然といえば当然です。問題は、このモノホニックウィーズが何日も、時には何週間も同じように聴こえる場合です。フィクスト（固定性）モノホニックウィーズともいわれます。そのようなときには、気管や主気管支などの太い気道の固定性の狭窄を疑わなければなりません。[68]「喘息が治らない」と紹介された患者さんに、

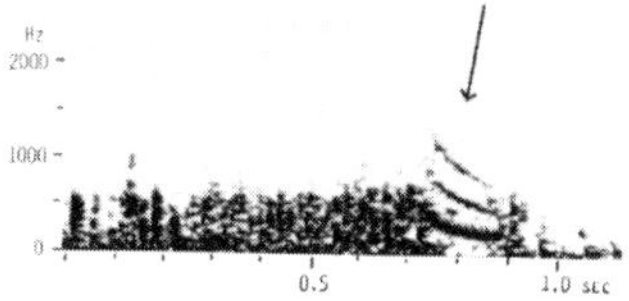

図74：スクオークのサウンドスペクトログラム

（本文注釈70より引用）

（67） Earis JE, Marsh K, Pearson MG, Ogilvie CM: The inspiratory "squawk" in extrinsic allergic alveolitis and other pulmonary fibroses. Thorax 37: 923–926, 1982

（68） 長澄人、塩谷直久、成田亘啓、小山泰弘、渋谷惇夫長澄人、塩谷直久、成田亘啓、小山泰弘、渋谷惇夫：気管支喘息患者ラ音の伝播特性の解析―気管支狭窄による連続性ラ音との対比検討―．日胸疾会誌 29：1560–1568, 1991

気管支結核や腫瘍による気道閉塞を見つけたことを、何度か経験しています（**図75**）。モノホニックウィーズは、要警戒なのです。

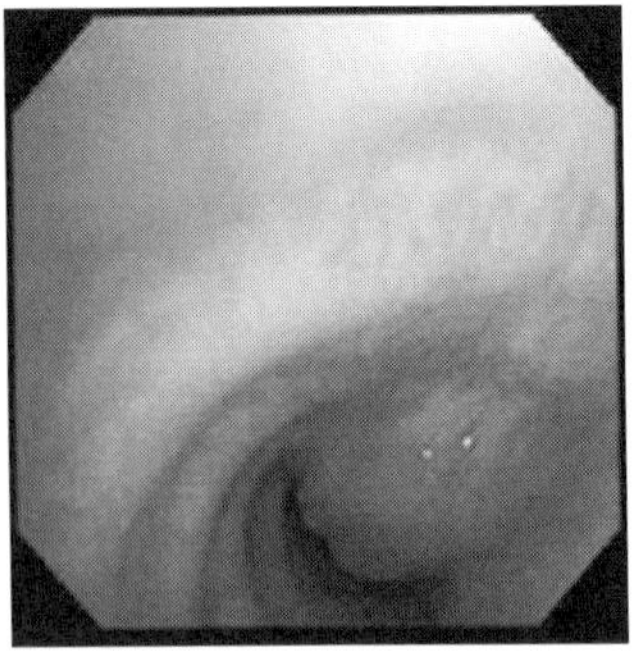

図75：長期に続く喘鳴のため喘息として紹介された粘膜表皮がんの一例

◆ロンカイ（いびき様音）

ロンカイはウィーズより低い音です。先に**図69**および**図72**に示したポリホニックウィーズの基本周波数は２５０Hz程度ですから、本来ロンカイというべきかもしれません。しかし、グロドバーグらがいうように、音の高さ（基本周波数）は発生部位の気管支が太いか細いか、気管支壁が軟らかいか硬いかで決まるというわけですから、この二つは本質的な違いではないともいえます。

２０１６年ヨーロッパ呼吸器学会（ＥＲＳ）の肺音分類の作業部会は、12人の医師による検討でロンカイの一致率が低かったことについて、次のように結論しています。[69]「ERS作業部会は、ロンカイは楽音というより、よりいびきに似た低周波の音と思われ、我々の結論としては、ロンカイを低周波の連続音に区分することは難しく、別個のカテゴリーに含めるべきであると結論した」。

日本では、ロンカイを「いびき様音」としてきました。ではそもそもいびきの音とは、どんな音なのでしょうか。

(69) Melbye H, Garcia-Marcos L, Brand P, Everard M, Priftis K, Pasterkamp H: The ERS task force for lung sounds; Wheezes, crackles and rhonchi: simplifying description of lung sounds increases the agreement on their classification: a study of 12 physicians' classification of lung sounds from video recordings. BMJ Open Respir Res 3: e000136, 2016

●「パルス列」の話

その前に、知っておかなければならないことがあります。断続性ラ音はファインクラックルズでもコースクラックルズでも、一つ一つのクラックルはパルス状の音だということはすでに述べました。もし、発生するパルスの間隔が均等であったらどのようになるでしょうか。パルスとパルスの間隔が長ければ、ヒトはそれぞれのパルスを別々に認識します。チンチン、カンカンという具合です。もしチンチン、カンカンの間隔が短ければどうなるでしょうか。ヒトは二つの音を別々に認識することはできず、一つの連続した音として認識します。この識別能力の限界は25ミリ秒とも35ミリ秒ともいわれます。この識別能力より短い間隔でパルス音が連なると、ヒトは音の高低（ピッチ）を感じるようになります。ブーとかピーとかいう音で、ブザーの音がそれです。このような均等に連続するパルスのことを「パルス列」といいます。

パルス列の音は、基本的にパルス間隔の逆数で音の高さを感じます。間隔が5ミリ秒であれば、200Hzということになりますが、周波数分布をみるともっと複雑です。

パルス列の音をサウンドスペクトログラフで解析するとどのようになるのでしょうか。**図76**は、2ミリ秒の矩形波が5ミリ秒間隔で発生したときの周波数分布です。興味ある方は文献[70]をお読みください。

パルス列で音を発する身近なものは前述したブザーです。楽器でいえばオーボエやファゴットのようなダブルリード楽器で、断続音を規則的に発生する楽器です[71]。

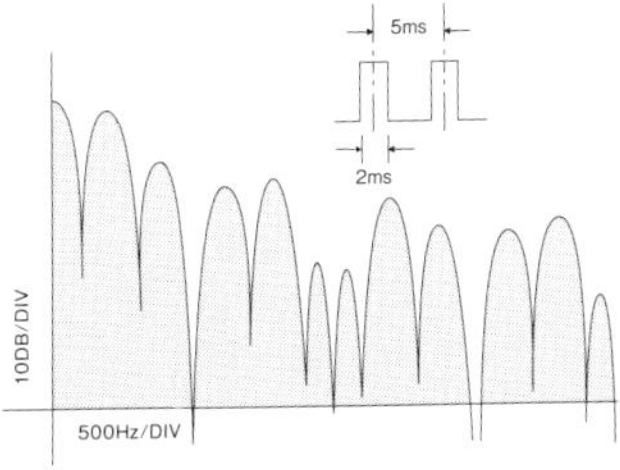

図76：2個のパルス列（矩形波）の周波数分布

（本文注釈70より引用）

(70) 工藤翔二、市川勝之、北村諭、小坂樹徳、渋谷惇夫、相坂登、尾野溢夫、白井史朗、三上理一郎：原著　サウンドスペクトログラフを用いた断続性ラ音の音響学的解析—振動波形及びスペクトル解析との対応比較

(71) 安藤由典：楽器の音響学．音楽之友社、1971

● いびきの音とパルス列

いびきの音は耳鼻咽喉科領域で研究が進められてきました。いびきは、睡眠中に狭くなったのどを空気が通るときに生じる組織の振動音です。健康な人でも仰向けに寝ると、のどの奥にある軟口蓋などの筋肉が重力で下に沈んで、気道が上下に狭くなります。眠ると、筋肉が緩んでもっと沈み込んで気道がさらに狭くなり、狭くなった上下の隙間を空気が通る際に気道壁がバタバタと開閉を繰り返していびきが起きるのです。いびきは睡眠時無呼吸症候群で息が止まる前にしばしば発生します。

いびき音は基本的にパルス列[72]で2枚のリードの隙間を空気が通過して、リードの開閉とともに音が出るダブルリード楽器のようなものです。パルス列が不規則ないびきも多いですが、図77は規則的なパルス列のいびき音を表示しています。

● ロンカイは連続音か、パルス列か　ことの発端

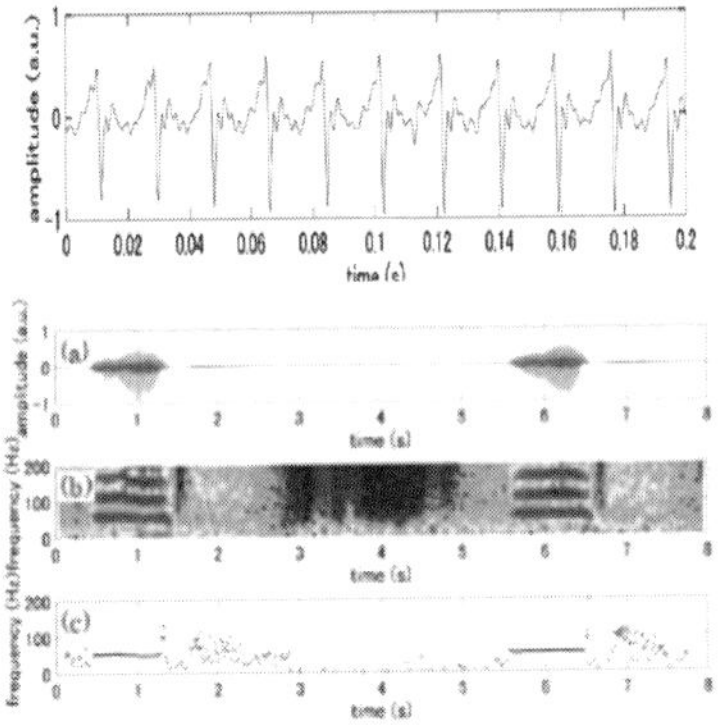

図 77：均等間隔で発生するパルス列を呈するいびき音

（本文注釈 72 より引用）

ロンカイは連続音なのか、いびきのようなパルス列なのか。その議論の発端は、マーフィー博士らの二つの論文で示されたロンカイの図の相違です。

1977年の論文[73]ではロンカイは**図78**上段のように周期の長いサイン波で示されています。ところが、1984年の論文[74]では下段のように、規則的に発生するパルス音（パルス列）で示されています。まさしくいびきのような音です。この違いについてマーフィー

（72）小口直希（指導：鈴木彰文）：包絡線を用いたいびき音の分析．鈴鹿医療科学大学紀要27：92–96, 2020.
（73）Murphy RLH, Holford SK, Knowler WC: Visual lung-sound characterization by time-expanded wave-form analysis. New Engl J Med 296: 968, 1977
（74）R Loudon RLH, Murphy Jr: State of the Art: Lung Sounds. AM Rev Respir Dis 130: 663–673, 1984

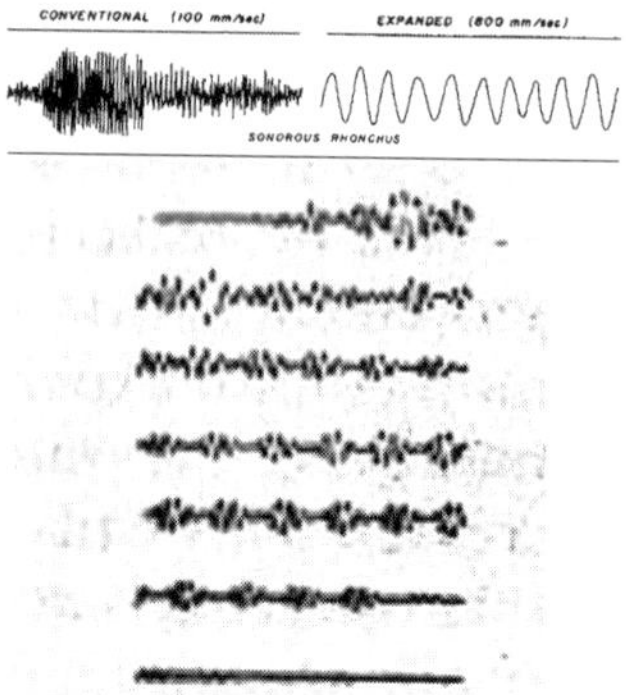

図 78：ロンカイの 2 つの図

（上段：本文注釈 73 より引用．下段：本文注釈 74 より引用）

博士とラウドン教授に尋ねましたが、明確な答えはありませんでした。連続音のロンカイは、ウィーゼズの低周波のものとするのか、ヨーロッパ呼吸器学会（ＥＲＳ）の作業部会がいうように、「別個のカテゴリーに含まれるべき」なのか、その答えは今後の研究を待ちたいと思います。少なくとも、いびきそのものではない肺内発生の音（ラ音）として、パルス列の音が存在するのか、どのような疾患で発生するのかなど、臨床的なデータが必要です。肺音と肺聴診の研究は、まだ発展途上なのです。

◆ラ音以外の副雑音

1985年の国際肺聴診セミナーでは、副雑音を肺内で発生する「ラ音」と肺外で発生する「その他」に分けることとしました。「その他」のものを二つ挙げておきましょう。

●胸膜摩擦音

胸郭を覆う壁側胸膜と肺を包む臓側胸膜の間には、正常でもほんの数mLの胸水があって、二つの胸膜を滑りやすくしています。しかし、結核性胸膜炎など炎症で胸水がたまり、その胸水がだんだん吸収されると二つの胸膜がこすれあう音が聴こえるようになります。吸気にも呼気にも「ガサガサ」と聴こえるのが特徴です。時に断続性ラ音と間違えられることがありますが、吸気でも呼気でも聴こえることがポイントです。聴診器の音だけでなく、胸壁に手を当てると振動を感じることもあります。

胸膜摩擦音は粘っこい2枚の胸膜面が、互いに引っ張られてそれが解放されるときの音とされています。ちょうど、2枚の大陸プレートのひずみが解放されて生じる地震のようなものです。

●皮下気腫とハンマンズサイン

聴診器の膜面を皮膚に押し付けると、「パチパチ」とまるでファインクラックルズのような音が聴こえることがあります。呼吸とはまったく関係がなく、聴診器を当てるとその周辺どこでも聴かれます。典型的な皮下気腫の音です。この音が聴こえたら、皮下に溜まった空気が縦隔に回っていないかを確かめる必要があります。縦隔気腫の確認です。胸部X線撮影をすれば一目でわかりますが、縦隔気腫を起こしたときに発生する特有な音があります。それがハンマンズサイン（Hamman's sign）で、心拍のリズムに一致した断続性音（皮下気腫と同じ音）です。発生機序は皮下気腫と同じです。皮下気腫を聴診器で圧迫する代わりに、心臓の拍動が周囲の縦隔気腫を圧迫したものといえます。

第8章　肺聴診の仕方

◆服の上からでは駄目ですか？

肺の聴診は衣服を脱いで胸壁に直接聴診器を当てますが、色々な状況でそれができないこともあるでしょう。とくに、緊急時には衣服を脱ぐ時間さえないときもあります。そのときには、衣服の上からでも構いません。とはいってもさすがに上着の上からは避けましょう。下着やワイシャツの上からでも大丈夫です。音の大きさや性質には大きな変化はないことがわかっています。ただし、聴診器が衣服とこすれるときにガサガサと雑音が入りますので、その点に注意しましょう。

◆前から聴くか、背中から聴くか

昔から日本の教科書では、前からと決まっていました。ところが、外国の教科書を見ると、最初に背中から、次に前からと書いてあります。理由は、二つあります。ラ音が一番よく聴かれるのが背中の下の方、肺でいうと肺底部だからです。もう一つの理由は、前からだと恥ずかしく感じる患者さんがいることです。そのようなことにも気遣いが大切ですね。

◆左右を比べながら、ここだけは聴こう

図79は、胸部の体表面とその裏にある肺の区域に関連を示したものです。すべての区域を聴くとなると、教科書によっては十数箇所も聴くべき位置を記載しているものもあります。多くは前後それぞれ八箇所です。

聴診器は直径で10 cm程度の肺の範囲を聴いているといわれます。

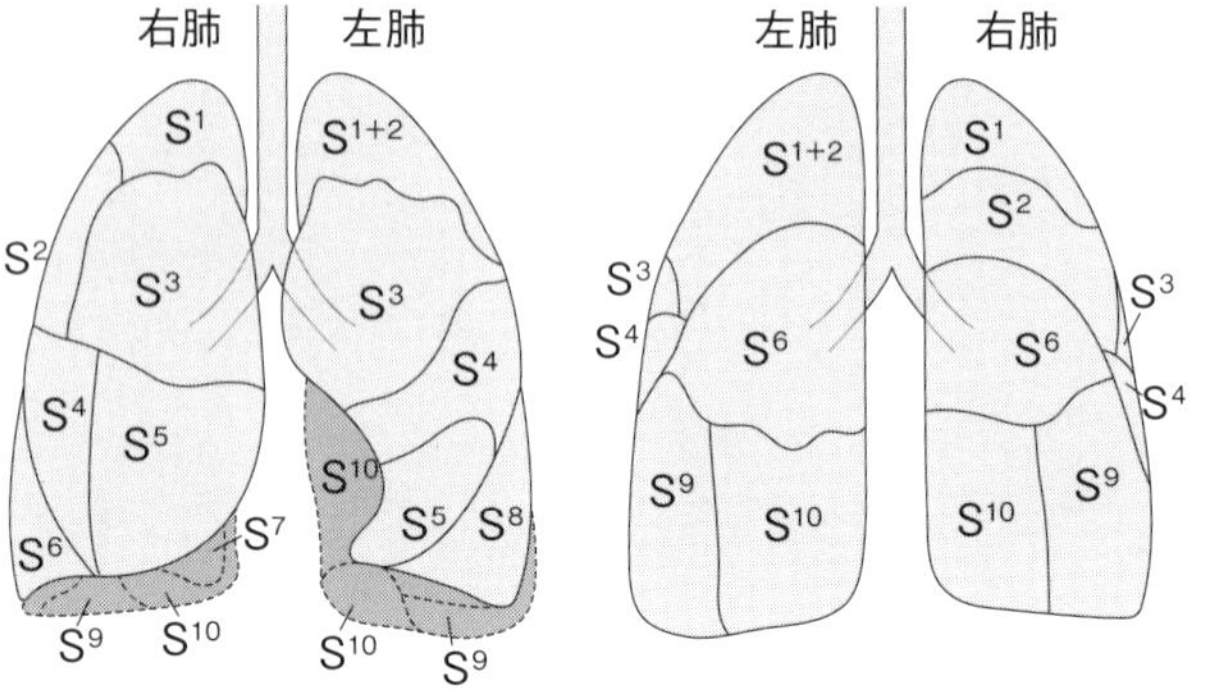

図 79：胸部の前後からみた肺の区域

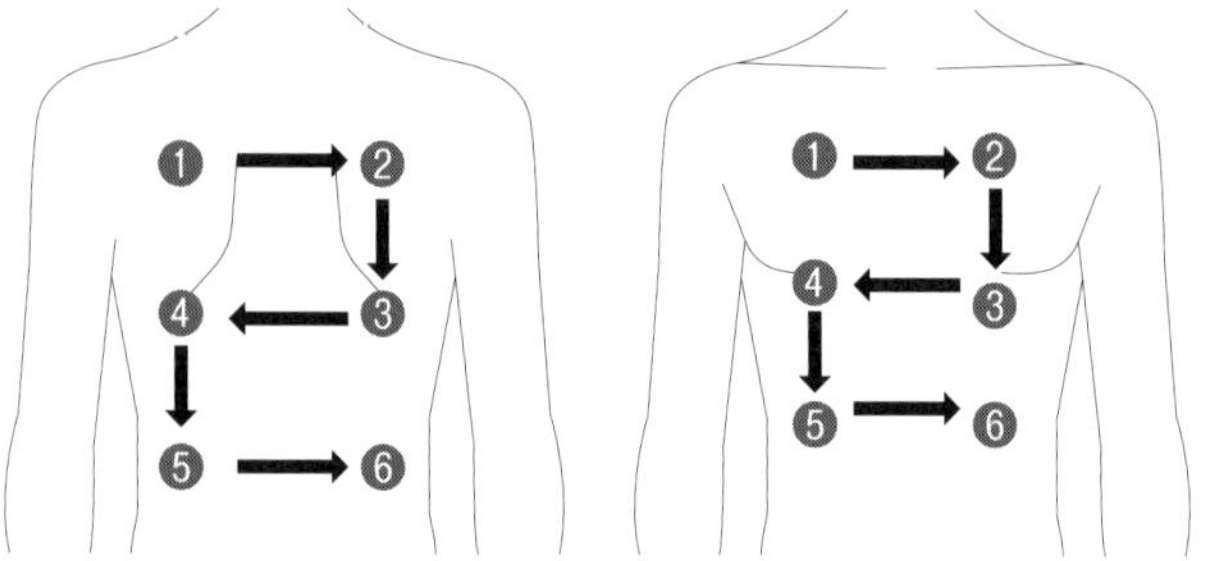

図 80：肺聴診の順序（背中➡前胸部）

そうしたことを考慮して、最低限、背部左右で六箇所、前胸部左右で六箇所は聴くようにしましょう（図80）。いうまでもなく肺は背中のほうがより下のほうまで存在しています。

最も重要なことは左右を比べながら聞くことです。肺は基本的に左右対称ですから、左右の音に差があるときは何かが起こっていることになるのです。

◆こうすると聴こえなかったラ音が聴こえる

聴診は、ふつう通常の呼吸（安静換気）をしながら聴きます。しかし、安静換気では聴かれなくても、特別な呼吸の仕方で聴こえるようになることがあります。

その第一には、前述したように、ファインクラックルズは目一杯息を吐いてから、吸うと、聴こえなかったクラックルが聴こえるようになることです。

第二は、ウィーゼズがよく聴かれていた喘息発作が治療によって収まると、正常の肺胞呼吸音に戻ります。そのときに息を最後まで吐かせると、ウィーゼズが聴こえるようになります。それは発作がまだ完全には治っていない、言い換えれば気管支の攣縮が完全には寛解していない証拠なのです。

◆ 子供の深呼吸と「風車」

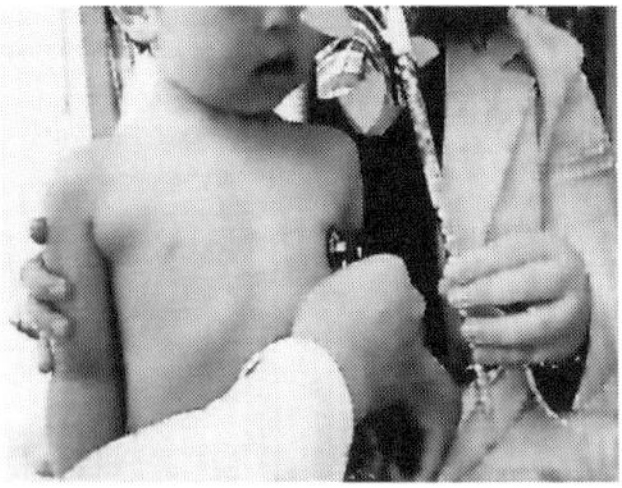

図 81：風車を吹かせながら子供の聴診（高瀬眞人先生ご提供）

小さな子供では「大きく息を吸って」とか「いっぱい吐いて」といっても、なかなかできないものです。そのときには、「風車」を吹かせるとよいと教えてくれたのは高瀬眞人先生です（図81）。さすが、稀代の小児科医と感心しました。風車を前に「いっぱい吹いてごらん」といえば、喜んで深呼吸をしてくれるというわけです。

◆ 頸部聴診の大切さ

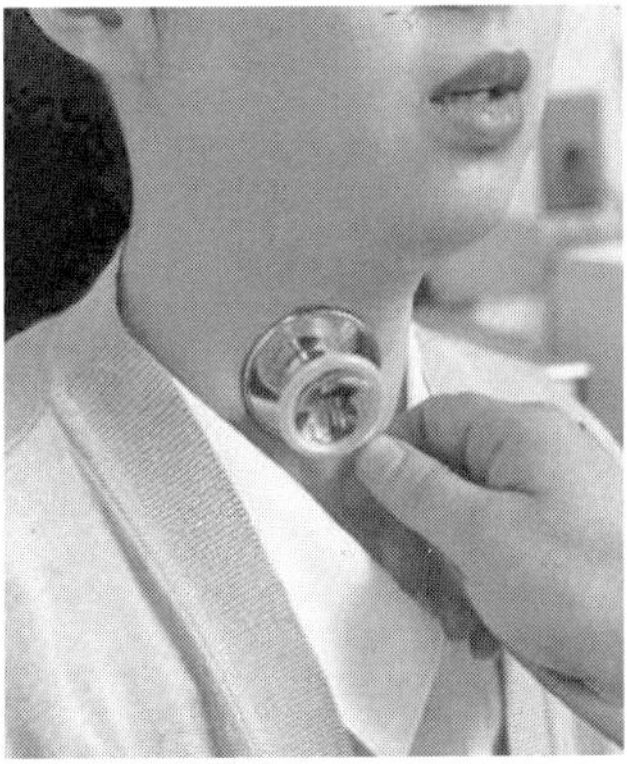

図82：頸部聴診の大切さ

本文でも述べましたが、頸部聴診（図82）は非常に大切です。太い気道で発生した音、喘息のウィーゼズでは90%以上は頸部で聴くことができます。コースクラックルズ（水泡音）も同様です。胸部の聴診で聴こえても、頸部で聴こえない音は、たとえばファインクラックルズやスクウォークなど、末梢の気道で異常が発生していることを意味します。

◆ 聴いて考える

聴診で大切なことは、何といっても音の聴き分けです。肺胞呼吸音なのか、気管支呼吸音なのか。呼吸音が聴こえない。このラ音は何だろう。

すべてはそこから始まります。その次には、なぜこんな音がするのだろうと考えることです。そして、また聴いてまた考える。それが肺の聴診なのです。

結びにかえて

長々とお付き合いくださりありがとうございました。

私がこの分野に足を踏み入れたのは、ひょんなきっかけでした。間質性肺炎の研究が始まったころ、1975年のことであったと思います。突然恩師の三上理一郎先生が、『ベルクロラ音』の研究をするぞ。お前がやれ」と。青天の霹靂でした。たまたま、友人が虫の音色をサウンドスペクトログラフで解析した雑誌の記事を見せてくれました。早速、心音図のマイクで肺の音を録音して、東京都世田谷区のNHK放送技術研究所を訪ねました。親切に応対してくれた研究員の方は、その場でサウンドスペクトログラフの解析をしてくれました。感激でした。「この機械は東大にもあるでしょうか」。「ああ、ありますよ。音声言語医学研究施設を訪ねてごらんなさい」。こうして、夜の8時過ぎ、施設の研究者が帰った後で、サウンドスペクトログラフを使わせていただきました。そのうち、「今度、アメリカの最新の機械が入るので、これは廃棄するから、こっそり拾いにおいで」。学生部からリヤカーを借りて、夜の廃棄場から『捨てられた』機械を乗せて帰る私の心は踊っていました。やっと自分の機械になったと。その機械を使った成績を抱えて、２年後の１９７７年、第２回国際肺音学会にたった一人で参加したことは、先に書いた通りです。

日本でも世界でも肺音研究が最も活発に行われたのは、１９８０年代です。日本では、北海道大学、東京大学、慶應義塾大学、奈良県立医科大学が中心でした。肺音研究は、先に述べたように、医学だけではなく、音響物理学をはじめさまざまな研究分野が交錯するまさに学際的な学問です。

終わりに当たり、私自身の初期の研究に様々な支援をいただいた方々のお名前を、感謝を込めて記しておきたいと思います。すでに鬼籍に入られた方もおられますが、いずれも当時の肩書です。三上理一郎教授（奈良県立医科大学）、沢島政行教授（東京大学医学部附属音声言語医学研究施設）、渋谷淳夫博士（工業技術院繊維高分子材料研究所）、尾野溢夫氏（リオン株式会社）、ともに研究を進めた成田亘啓、白井史朗、竹澤祐一、塩谷直久、長澄人、小山泰弘先生はじめ奈良県立医科大学の皆さん、「肺音（呼吸音）研究会」の歴代世話人を務められた毛利昌史、本間行彦、棟方充、吉田豊、阿部直、川城丈夫、菊池功次、後藤紘司、中山淑、坂尾富士彦、そして現在の研究会の世話人である長坂行雄（代表）、高瀬眞人、皿谷健、米丸亮、清川浩、中野博、田坂定智、鈴木彰文、村田朗の皆さんです。

日本の「肺音（呼吸音）研究会」は、聴診教育に力点を置きながら、新たな若い研究者の参加を得て、日本で唯一の肺聴診に関する研究、教育の場として続いています。これからの発展を心から願っています。

終わりに、本書の工学的な領域について校閲してくださった中山淑上智大学名誉教授、尾野溢夫リオン株式会社元専務取締役、原稿に種々のご教示をいただいた中野博先生、長澄人先生、高瀬眞人先生、村田朗先生に深謝します。そして長旅に付き合ってくれた妻の雅子に感謝します。

2024年3月

公益財団法人結核予防会代表理事・複十字病院名誉院長
日本医科大学名誉教授
工藤翔二

著者略歴

１９６７年東京大学医学部卒業。同第三内科、都立駒込病院を経て、日本医科大学第四内科（現、内科学講座呼吸器・感染・腫瘍部門）教授。94年より同主任教授。２００８年定年退職後、公益財団法人結核予防会複十字病院院長、日本医科大学名誉教授。２０１４年より結核予防会理事長、２０２２年６月より現職。この間、日本呼吸器学会理事長、厚生労働省特定疾患びまん性肺疾患調査研究班長、内科系学会社会保険連合代表などを務める。１９７５年から間質性肺炎の肺音研究を開始、１９７７年第２回国際肺音学会（ＩＬＳＡ）に参加。ＩＬＳＡの運営委員を務めるとともに、肺音（呼吸音）研究会の設立（１９８３年）に尽力、世話人代表を務める。志賀潔・秦佐八郎記念賞（２０００年）、日本医師会優功賞（２００５年）、環境大臣賞（２００８年）、厚生労働大臣表彰功労賞（２００９年）、保健文化賞（２０１１年）、ヘルシー・ソサエティ賞（２０１７年）などを受賞。

肺の音の不思議—歴史と科学から紐解く肺聴診

2024年4月30日　発行

著　者　工藤翔二
発行者　小立健太
発行所　株式会社 南　江　堂
〒113-8410 東京都文京区本郷三丁目42番6号
☎(出版)03-3811-7198　(営業)03-3811-7239
ホームページ　https://www.nankodo.co.jp/

印刷・製本　理想社
装丁・イラスト 渡邊真介

Listen to the Lung Sounds: Understanding Auscultation Through Its History and Science

Printed and Bound in Japan
ISBN978-4-524-21042-8

定価は表紙に表示してあります.
落丁・乱丁の場合はお取り替えいたします.
ご意見・お問い合わせはホームページまでお寄せ下さい.